公衆免疫 強靭化論

～菅政権への提案～

①京都大学大学院工学研究科教授　藤井聡
②京都大学ウイルス・再生医科学研究所准教授　宮沢孝幸
③京都大学大学院地球環境学堂教授　高野裕久
【特別寄稿】
④京都大学高等研究院副院長／特別教授　本庶佑
【特別対談】
⑤自由民主党幹事長　衆議院議員　二階俊博
甲南女子大学看護リハビリテーション学部教授　中村安秀
【特別寄稿】
⑥自由民主党幹事長　衆議院議員　二階俊博

はじめに

世界を震撼させ、日本を大パニックに陥れた新型コロナウイルス（ＳＡＲＳ-ＣｏＶ-２）による感染症、ＣＯＶＩＤ-19の蔓延は、**日本社会の脆弱性を余すところなく明らかにした。**

本書はまさにそうした問題意識の下、日本の国全体の国家としての免疫力（すなわち〝公衆免疫力〟）を**「強靱化」**するために何が求められているのかをとりまとめたものだ。

本書の前半部分に収められているのは、**京都大学レジリエンス実践ユニット**という、（本書編著者の一人である**藤井聡がユニット長**を務める）様々なリスクに対する**「強靱化」**を果たすための基礎研究を行う研究グループを中心としたメンバーが、自由民主党の同じく「強靱化」を果たすための行政を推進するための本部**（国土強靱化推進本部：本部長二階俊博自民党幹事長）**のメンバーに発表、解説した内容をとりまとめたものだ。

「強靱化」と言えば、これまで、首都直下地震や南海トラフ地震や、大洪水や高潮などのいわゆる「自然災害」を対象として様々な研究と実務が進められてきた。そもそもこの「強靱化」という考え方が提案されたのが、２０１１年の東日本大震災であったことからも、これまでのそうした取り組みは自然な流れだったと言えよう。

しかし、京都大学の「レジリエンス実践ユニット」では、自然災害だけでなく、世界同時恐慌やテロ、そして**パンデミック**などのリスクに対する強靭性を確保するための研究と議論も同時並行で進めていた。

そしてこの度、COVID-19の感染拡大に伴い、本書編著者の一人、京都大学のウイルス・再生医科学研究所の**ウイルス学が専門の宮沢孝幸**を加えて、**本格的にパンデミックに対応するための「公共政策」の研究を加速**するに至った。

そうしたレジリエンス実践ユニットでのパンデミック研究を進めるにあたり、同じく京都大学の**ノーベル賞受賞者であられる本庶佑特別教授**や、**環境衛生学を専門とする医学博士である高野裕久教授**のアドヴァイスを受けながら、これまで複数の学術論文をとりまとめ、公表してきた。

一方で、我々の研究ユニットは、基礎研究を進めるだけでなく、その内容を政策に反映させることこそが最終的な目的であり、**実践に繋がり得ない状態では研究は未完のものに過ぎないという認識**の下研究を進める研究グループである。ついては、編著者の一人である藤井聡が、2012年~2018年にかけて安倍内閣の内閣官房参与を務め、かつ、政府の国土強靭化の専門家会議の座長を務めていた経緯を踏まえ、大学での強靭化についての研究を実際の政策に反映させる上で、与党自由民主党の「国土強靭化推進本部」にて提案することを与党に提起した。結果、推進本部から快諾が得られ、福井照事務局長を中心に、膝をつき合わせる様々な意見交換を重ねると共に、複数回の講演会を開催した。

本書前半に収められている藤井聡・宮沢孝幸に加えて、本庶佑名誉教授、高野裕久教授の原稿は、そうした講演・意見交換会の議論を踏まえてとりまとめられたものだ。

一方で、自由民主党推進本部では、こうした我々京都大学側の提案を受けて、その後様々に議論を展開。二階推進本部長は、さらに同郷の中村安秀教授との公衆衛生を巡る特別対談を経て、現政府である菅義偉内閣に提案する提案原稿として『**公衆衛生の「強靭化」政策**』をとりまとめた。

本書は以上の原稿を全て収録するものである。本書を通読頂ければ、基礎医学、ウイルス学、免疫学、公衆衛生、リスクマネジメント、公共政策学といった基礎研究を踏まえた**国土強靭化を「公衆衛生」の視点から加速**することが、本書が主張する**日本国家の「公衆免疫」を強靭化**することだということを、十分にご理解頂くことができるだろう。

なお、**本書が提案する「公衆免疫」という概念は、次のような新しい概念**である。

一般に「免疫」という概念は、一個一個の生体に対して想定されるものである。その概要の詳細は高野教授の第三章にて詳述するが、こうした個体の免疫とは別の次元で、社会全般に対して想定されるのが「公衆免疫」である。それは、医学・生物学的な集団免疫や衛生環境と整えるという「公衆衛生」だけではなく、正確な知識に基づいて感染防御を行う「頭脳による免疫」や、感染症の拡大に強い分散型の国土状況やこうした議論を支える専門家の質、さらには、正確な知識に基づいて過度な自粛を「行わない」ことによる被害の最小化といった、総合的な概念である。いわば、**医学的免疫、集団免疫、公衆衛生、都市社会政策、さらには、感染症対策の有効性と副作用といったあらゆる側面を加味した上で、感染症という脅威に対する当該社会全体の総合的な強靱性を「公衆免疫」と定義する**。

本書は、これまでこうした総合的な概念として「公衆免疫」が措定されておらず、個別的な側面のみに着目した**「部分的な最適化」**がそれぞれの専門家によって提案され、かえって、感染症に対する強靱性が低下し、公衆免疫力が脆弱化していたという認識の上に立っている。したがって、本書にて「公衆免疫」という概念を定義することが、公衆免疫強靱化の「第一歩」を踏み出す取り組みとなっているものと考えている。

ついては「公衆免疫」を取り扱う初めての書籍である本書が、令和2年にまさに始まった菅義偉内閣の公衆衛生政策を「強靱化」し、日本国家の「公衆免疫」を強靱化し、令和2年の秋以降に危惧されているさらなる感染症の拡大、そして、COVID-19の「次」の感染症の拡大に伴う被害を、最小化させる力を我が国が獲得できる近未来が訪れることを、心より祈念したい。

京都大学レジリエンス実践ユニット　藤井聡・宮沢孝幸

公衆免疫 強靭化論 ～菅政権への提案～ ――――【目次】

第Ⅰ章 公衆免疫強靭化論とは何か？

京都大学大学院工学研究科教授　藤井聡

第2章

新興ウイルス感染症とは何か？ COVID-19を正しく恐れよ

京都大学ウイルス・再生医科学研究所准教授　宮沢孝幸

第3章 免疫システムとその強靭化

京都大学大学院地球環境学堂教授　高野裕久

第4章

【特別寄稿】コロナとの共存、今後における課題
～ノーベル医学生理学賞学者からの提言

京都大学高等研究院副院長／特別教授　本庶佑

第5章

【特別対談】公衆免疫強靭化のために何が必要か？

自由民主党幹事長　衆議院議員　二階俊博
甲南女子大学看護リハビリテーション学部教授　中村安秀

第6章 【特別寄稿】公衆衛生の「強靭化」政策
～新型コロナ共存時代の経済社会像を見据えて

自由民主党幹事長　衆議院議員　二階俊博

第1章

公衆免疫強靱化論とは何か？

京都大学大学院工学研究科教授　藤井聡

公衆免疫とは？

一般的に「生体にとって危害となる、あるいは不都合となる異質なものを排除して、生体の正常な営みを守ること」を「免疫」と言います。「異質なもの」については、それは必ずしも不必要なものであるとは言えないのではないか、といった議論もあるかと思いますが、いずれにしても「免疫」とは、不都合なものを排除していって生体の正当な営みを守る、ということを意味します。

そして、免疫とは普通、一個体に関わる、いわゆる**「個体の免疫」**というふうに扱われます。これに対して、公衆について備わる免疫、すなわち「公衆あるいは社会にとって危害となる、あるいは不都合となる異質なものを排除して当該社会あるいは公衆の正常な営みを守る」ということ。このことがすなわち**「公衆免疫」**として位置付けられるだろうと考えています。

ちなみに公衆免疫と似た概念に、「集団免疫」という概念があります。集団免疫とは、「特定の集団について一定割合の個体が個体免疫を獲得すること」です。これによって、その集団は、感染が拡大せずに収束するような状態になります。集団免疫論は当該集団において感染が拡大しなくなるためのプロセスをいくつか想定していますが、それ以外にも、「社会の制度で抑えていく」「薬ができることで抑えていく」など、公衆での感染拡大を抑えるためのさまざまな方法があります。したがって、集団免疫は公衆免疫の一部を構成するものだと言うことができるでしょう。

3つのレベルがある公衆免疫力の強靭化

公衆免疫力の強靭《きょうじん》化には、次の3つのレベルがあります。

① 生得免疫
② 獲得免疫
③ 社会免疫

1つ目の生得免疫は自然免疫とも呼ばれます。これは、各個体の持っているレディーメイドの免疫力、つまりデフォルトで持っている免疫力で、民族や性別によって異なってきます。これはすなわち、政策的に調整が厳しいということを意味します。したがってこれは強靭化対策の対象外にはなりますが、その代わり、強靭化対策の**与件**として考えるべきものといえるでしょう。

2つ目の獲得免疫とは、ウイルスに感染することで後天的に獲得される当該のウイルスについての免疫力のことです。また、過去に風邪をひいてコロナウイルスに感染したことで新型コロナウイルスに対しても免疫がつくられている可能性があるといった、似たウイルスに感染することで付いていく別のウイルスに対する免疫力のことを**交差免疫**と言いますが、これも獲得免疫に含まれます。

さらにはこうした感染拡大によって自然に獲得されていくものだけではなく、政策的なワクチンの投与を通して獲得されていくのも、獲得免疫に含まれます。つまり、感染が拡大していくことで免疫力を公衆が獲得していくということもありますし、ワクチンを打つことで免疫力が向上することもあるということです。すなわち**獲得免疫は、政策的な意図に基づいて強靭化していくことが可能**だということを意味しています。

さて、1つ目の生得免疫および2つ目の獲得免疫は一般的な生体の免疫力であり、一個体の免疫力ですが、これらと本質的に異なるのが、**3つ目の社会免疫**です。これは、一個体ではなく「社会全体のシステム」の免疫力です。通常免疫といえば、この社会免疫は含まず、生得免疫と獲得免疫の双方をあわせた「一個体の免疫」（すなわち、**個体免疫**）のみを意味しますが、免疫という概念は社会全体に適用することもできるので、そう考えたときに適宜可能となる概念が「社会免疫」だということです。そして公共政策として、**日本全体がウイルスに対して強靭な国になっていく**ことを目指すにあたって、すなわち、**「免疫強靭化」**を考えるにあたっては、一人一人の個体免疫を上げていくというのみならず、この社会免疫そのものを上げていく取り組みもまた必須となるのです。逆に言うと、社会全体の免疫力を向上していくことを目指すにあたって、個体免疫のみを見据えているようでは、十分にその目的が達成できなくなってしまうので、社会免疫を視野にいれ、システム全体としてウイルスに対して強靱にしていくという概念を持つことが、極めて重要となるのです。

したがって、公共政策を考えるうえでは、この「社会免疫」という本書特有の概念を、「免疫」という概念の中にしっかり位置付けていくことが極めて重要となるのです。

「社会免疫」力の高い社会とは如何なる社会か?

いずれにせよこれまでの一般的な社会全体の免疫についての議論においては、生得免疫あるいは獲得免疫による「集団免疫」の議論のみが行われてきました。

しかしそれだけでは、社会全体の免疫の力を効果的に上げていくことはできません。今後は、「社会免疫」の概念を明確に認識しつつ、社会的な風習や文化や制度、あるいは改良システムに対する投資、都市計画や国土計画など、そういったものによっても「疫」から「免《まぬ》」かれていくことができるのだという前提に基づいて対策を考えていくことが重要なのです。

社会習慣ということでいえば、例えばヨーロッパと日本では握手の習慣の違いがあり、このことがやはり感染のレベルを変えているのではないかと言われています。あるいは、「マスクをする文化が根付いている地域では感染力は下がるのではないか」「手洗いの文化に関しても同じことが言えるのではないか」「軽く抱き合うハグの習慣が危ないのかもしれない」「核家族で住むというスタイルよりも大家族で住むというスタイルの方が感染拡大を導くのではないか」ということも考えられています。

あるいは、こうした文化風習的な話だけでなく、感染症対策として社会活動を8割自粛するのか5割自粛するのかといったところでも、病気が広がったり広がらなかったりするということになります。つまり、少なくとも特定のウイルス等の病因に対する社会免疫力は、その社会の「自粛率」によっても増減するわけです。同様に、特定の病因についての医療供給力および医療のレベルが非常に高い場合、その病因についての社会免疫力が高いと言うこともできます。

また、政府の方針というものも重要な要素です。例えば政府が財政緊縮的な態度を持っていれば、適切な医療投資ができなくなり、疫病が拡大してしまうことにもなります。積極財政をしっかりと合理的にやる態度が政府にあればピンポイントで医療供給力を上げることができ、感染の蔓延《まんえん》を防ぐことができるということにもなります。すなわち、政府が緊縮的かどうか（つまり、ケチなのかどうか）、あるいは積極財政を大事に考えているのか考えていないのかということも、社会免疫力を考えるうえで、極めて重要な意味を持ってくるわけです。

「学者のモラル」は社会免疫の確保のために必須である

社会免疫についてはもうひとつ、学者のモラルというポイントがあります。

それぞれの国に存在する、ウイルスや感染症などに関する医学研究者はもちろんひとつの学問的リソースです。ただしその活動が、自分の論文を「インパクトファクター」（学術雑誌の影響度を測る指標のひとつ。その雑誌に掲載された論文が特定の年または期間内にどれくらい頻繁に引用されたかを平均値で示す尺度）の高い雑誌に掲載するという点にばかり集中してしまえば、感染症対策のための本当に必要な研究がなされなくなります。病気に対する免疫力を高め、感染を抑えていくためにこそ必要な研究ができないという問題が起こり、感染が広がってしまうということも危惧《きぐ》されます。

したがって、研究制度や大学制度、あるいは文科省の事業のどういうところにお金を付けるのか、あるいは、どういう研究の助成金がとりやすいのか、そういったところも社会免疫に対して非常に強い影響を持つと考えられます。公衆免疫の強靱化のために大いに貢献できる研究に豊富な予算が付けられるのか、そうでないのかは、中長期的な公衆免疫力に甚大な影響を及ぼすわけです。

さらに言えば、研究者の倫理というものが非常に重要になってきます。

研究者の収入にはなりにくい部分ではありますが、高い倫理観を持ち、「自分こそは疫病を防ぐための研究をするのだ」という実利的でプラグマティックな姿勢の学者が多ければ多いほどしっかりとした対策が行われるようになり、社会免疫、公衆免疫が上がるということになります。

テレビに出るためなら自らの意見を曲げることを厭《いと》わない、あるいは、専門家会議に出続けるためなら真実はさておきウイルスの危険性を煽り続け、そうすることで注目を浴び続けることならそれすら厭わない、そういった個人的な利益を優先する学者が多ければ、社会のリスク認知が大きく歪み、過剰自粛を生みだします。個体的な免疫力における一種のアレルギー反応、つまり、ウイルスを撃退するめに放出される物質が過剰となり、暴走し、自らの細胞を破壊してしまう現象の典型例が「**サイトカインストーム**」と呼ばれるものですが、同じことが社会にも起こりうるわけです。社会を守るために始められた、感染を撃退するための自粛が、過剰となり暴走すれば社会そのものを破壊し尽くしてしまうわけです。つまり、過剰自粛が行われて経済が破壊されていくという状況は、アレルギー反応が公共的に起こっているという状況なわけです。社会免疫においては、学者のモラルが低く、いたずらに危機を煽り続ければ、公共的なアレルギー反応が起こり、社会そのものが破壊されていくことになるわけです。

一方で、言うまでもなく、学者のモラルが十分の水準に達している場合は、国民のリスク認知が歪められることも無くなると同時に、公衆免疫を向上させるために必要な研究が進められ、それを通して公衆免疫力が向上していくこととなるわけです。

つまり、最悪の事態を回避するためにも、そして、積極的、効果的に免疫力を向上させていくためにも、学者のモラルは必須の要件なのです。

国土構造による感染拡大

今回の新型コロナウイルスについては、密閉・密集・密接の「三密」と呼ばれるような空間で感染が広がったと言われていますが、そんな三密的な空間が最も集積している「東京」で最も感染が拡大し、それに次ぐ感染拡大が見られたのもやはり、三密的な空間が集積している大阪でした。そう考えると、東京一極集中、あるいは三大都市圏一極集中を放置してきた国土構造というものが、今回の感染症の感染をいたずらに拡大させてしまったと考えることができるわけです。

したがって、国の政策として一極集中型国土を放置し続けてきたということが、今回の感染症拡大問題を深刻化させているわけです。「均衡ある国土」が発展していれば国土に満遍なく人々が住んでいる状況が達成でき、したがって密集空間それ自身を減ずることができ、感染の蔓延を今よりもっと低く抑えることができたと考えられるわけです。

したがって、社会免疫、公衆免疫を高めるためには国土構造の分散化も必要になってくるという次第です。逆に言えば、国土構造の分散化が実現可能な政治体制を持つ国家というものは社会免疫力が強いということができるわけです。

日本はすでに20年、30年にわたって一極集中は問題だと議論してきました。しかし、今の日本はそれが放置されてしまっている状況です。残念ながら社会免疫力が非常に低い体制の国だということができるでしょう。

免疫力はアレルギー反応による被害も含めた総合的な「With-Without評価」ですべき

私は、免疫力というものを考える際には、公共政策論の中でしばしば議論される「With-

Without評価」が非常に重要であると考えています。

「With-Without評価」とは何でしょうか。

例えばここにひとつのダムがあるとします。ダムがあれば社会にはこれくらいの豊かさがあることになり、ダムが無ければこれくらいの豊かさになる。ダムのある無しで両者を総合的に比較し、どちらがどれくらい幸せなのかということを調べることを「With-Without評価」と言います。つまりその対策やリスクがある場合と無い場合とで、状況がどれくらい違うのかを比較し、両者の「差」でもってその対策やリスクの「価値」ないしは「影響」を評価しようというものです。

今回の新型コロナウイルスに関しても、新型コロナウイルスがある状況と無い状況で人々の幸福度、あるいは死ぬ人の数、経済のレベルというものがどれくらい変わるのかという視点での評価が必要になってくる、ということです。

新型コロナウイルスがなければ、いわゆる「8割おじさん」と呼ばれた北海道大学・西浦博教授の「人との接触を8割削減すれば、約1カ月後には流行を抑え込める」といった意見が出る事もありません。新しい生活様式といった考え方もありませんし、ソーシャルディスタンスといったものもありません。

一方で新型コロナウイルスがやってきたということで、8割といった数字を目安にした自粛が行われ、経済が停滞して各種の飲食店経営が壊れ、ライブハウス経営が壊れ、演劇などもどんどんダメになっていくというような問題があります。これらは、「With-Without評価」で考えると、新型コロナウイルスがあることによって問題が起こっているということになります。疫学、免疫力の観点から考えれば、新型コロナウイルスがあることによって、「過剰自粛」というアレルギー反応あるいはサイトカインストームのような過剰反応が起こり、自らの細胞を攻撃するかのように自らの商店街を壊し、自らの経済を壊しているという状況があると解釈することができるでしょう。

だから、過剰な自粛をどれくらい抑えられるのか、ということもまた「新型コロナウイルスに対する社会免疫」を考えるうえで実に重要な課題となっているのです。それは、例えばある病気になった患者が、その病気による直接健康被害のみならず、それに対する治療についての副作用による健康被害の双方に苛《さいな》まれる以上、その病気の直接被害だけでなく、その副作用も含めたトータルの健康被害こそがその病気の健康被害なのだと考えることこそが「常識的」な考え方だと言うことができるのと同じです。

だから社会免疫力を考えるときには、常識的なWith-Without評価の視点に立ち、個体免疫で考えるときのようにアレルギー反応のレベルまで考えることが必要なのです。そういう意味では、「8割おじさん」を含め、危機を煽るTVや専門家、言論人たちによる過剰自粛を誘発している言説というものも、実は全て免疫論の視点から言えば「アレルギー反応」となっているのであり、社会免疫理論においては「免れるべき疫」の一部を構成していると解釈できるわけです。

現在、新型コロナウイルスに関しては、多くの人間が研究に携わっています。彼等の中には、世間がつくり出す「コロナは恐ろしいものであり自粛さえしていればいいのだ」という空気は過剰であり、国民の健康をトータルで守るためには、コロナは皆が言うほど恐ろしいモノではない、という「真実」を国民に伝えねばならないと良心的に認識している方々が多数おられます。しかし、彼等の多くは今、その「空気」が怖くて声をあげづらい状況になっているわけです。つまり、過剰自粛を誘発している言説がつくり出す世の中の空気と戦わざるを得ない状況ともなっているのです。

こうした社会における、過剰自粛を誘発して社会そのものを自滅させかねない「サイトカインストーム」と呼ぶべきアレルギー現象をどう止めるのか、公衆免疫を考えるとき、私たちはそこまで議論する必要があるのです。

感染症に関する公衆免疫力の計量化と強靭化の数値目標

公衆免疫力の強靭化を社会政策とするためには、定量的に議論していく必要があります。公衆免疫力の計量化と強靭化の数値目標が大事になってくるでしょう。

私は、新型コロナウイルスについての公衆免疫力における重要な尺度は、「**実効再生産数**」であろうと考えています。実効再生産数とはすなわち、一人の感染者が治癒するまでの間に直接何人にうつすのか、という数です。WHO（世界保健機関）は、今回の新型コロナウイルスについては、その初期的な値は1・4~2・5程度であると見積もっていますが、この値は、「人々がマスクをするかしないか」「握手をしたりハグをするか」「どれだけ感染リスクの高い接触をしているか」さらには、「人々の免疫力や回復力がどの程度あるか」等の様々な要因に依存して変わっていくものです。したがって、この値が少ないということはつまり、個体免疫と社会免疫の全てを含んだ公衆免疫の力が強いということを意味しているわけです。

そして、この実効再生産数が1を超過すれば、感染は徐々に拡大していくことになります。一方で、これが1を下回れば、徐々に収束していくことになります。つまり、実効再生産数という数値は、その水準が決まる過程においては、「1」という数値にはとりたてて意味がなく、様々な要因に基づいて上がったり下がったりするものなのですが、一度その数値が1を越えれば感染は拡大し、1を下回れば収束するという、**感染症対策において決定的に重要な指標**なのです。したがって、公衆免疫力を計量化するにあたっては、この実効再生産数が重要な指標となるわけです。

なお、副作用の部分については実効再生数ではなく、GDPの変移や自殺者数の変移など、それ以外の公衆衛生的尺度で測っていくことが必要であることは論を俟《ま》ちません。ただし、そうした講義の公衆衛生の一部を構成する、新型コロナウイルスによる直接健康被害についての公衆免疫力を考えるうえでは、この実効再生産数は重要となると考えられるわけです。したがって、副作用も含めた広義の感染症対策、免疫強靱化を考えるうえでは、この実効再生産数に加えて、上記のGDPや自殺者数なども併せてウォッチし続けていくことが必要なわけです。

さて、感染がまだ全く広まっておらず、そして、新型コロナウイルスについての社会政策がゼロの時点での再生産数は「基本再生産数」と呼ばれます。これが基本で、基礎公衆免疫力であると言えるだろうと思います。新型コロナウイルスについては、この水準が1・4〜2・5だとWHOで指摘されているというのは、先に紹介した通りです。したがって、新型コロナウイルスは、何も対応しなければ自ずと「拡大していく」と想定されるわけです。それ故、その収束を目指すには、**各人の「獲得免疫」を（ワクチン接種などを通して副作用のできるだけない形**

で）**効果的に促進すると共に、「社会免疫」と各人の「個人免疫」を強化する取り組みを総合的に推進し、「実効再生産数が1を下回る状況」をつくっていく必要がある**わけです。**これこそ、「公衆免疫強靭化」と呼ばれる公共政策の中心的課題**となります

ただし、先にも触れたように、公衆免疫強靭化においては、ただ単にコロナ感染症が「抑え込めればあとは何でも良い」という態度は厳に慎まねばなりません。（先に述べた「With-Without評価」の視点を踏まえつつ）副作用も含めた**トータルの被害の最小化**を目指さねばなりません。

すなわち、公衆免疫強靭化の様々な総合的取り組みを通して、**実効再生産数を引き下げ、1を下回る状況を目指しつつ、なおかつそれによる副作用を最小化するということを考える**わけです。

だから、1を下回らせるための社会的なコストがあまりにも高すぎる場合、あるいは、1を下回らせることによるメリットがさして大きくない場合、あるいはその両方の場合には、「実効再生産数を引き下げるための努力を過剰に進めない」という方針が、トータルの被害を最小化するという視点から求められることになります。そして、今回の新型コロナウイルスに関しては、その健康被害の水準が、これまでのＳＡＲＳやＭＥＲＳ、ペストやスペイン風邪などに比べれば格段に低いという点が明らかになってきていますので、実効再生産数を引き下げることに過剰にコストをかけることは得策でないという傾向が濃密にあります。したがって、感染

症対策「だけ」を考える場合は、「とにかく、実効再生産数を1以下に下落させ、できるだけ小さい値にするための対策を進める」ことが得策となりますが、「対策による副作用」（例えば、過剰自粛に伴う経済低迷とそれに伴う倒産、失業、自殺増）を見据えると、例えば、以下のような政策方針が、具体的選択肢に含まれることになります。

① 実効再生産数が1を下回ることを確認できれば、それ以上追加の対策（例えば、自粛要請）を行うことをとりやめる。それによって、収束までの時間が長引くことが予期されても、それに伴って増加する健康被害（重症者数の増加）の方が、自粛要請に伴う公衆衛生被害を超過することが予期されるなら、それ以上の追加対策を回避する。（例えば令和2年4月6日の緊急事態宣言時、4月下旬には既に1を下回ることが確認されており、それ以上の追加対策をとりやめる、あるいは、緊急事態宣言を解除することを選択肢とした検討が必要であったと考えられる）

② （現時点において実効再生産数は1以下だが）1を上回るリスクがあっても、それを「確実」に1以下にするためになすべき対策（例えば自粛要請）のコストが大きく、かつ、1を上回った場合に増加する健康被害（重症者数の増加）の方が軽微であると判断できる場合、「確実に1以下にするためになすべき対策」の実施を回避する。

③　実効再生産数が1を上回る状況であっても、それによって増加していく健康被害（重症者数の増加）の方が、「1以下にするためになすべき追加対策」の副作用よりもより軽微であると見込まれる場合、当該対策の追加を回避する。なお、この対策がトータルとして推奨されるのは、重症者数の増加が医療限界以下に収められる見通しが高く、かつ、感染拡大を通して早期に「集団免疫」が獲得できる状況になるとの見通しが得られる場合が考えられる。

なお、以上のうち、具体的にいずれの対策を採択するかは、その感染症の毒性と感染力、自粛戦略等に伴う被害の程度などを注意深く観察しながら、真剣かつ是々非々《ぜぜひひ》の姿勢で臨機応変に対応していくという態度が不可欠です。

ただしこうした副作用も見ながら最善の道を探るという一連の行為は、一般的なお医者さんたちが日々採用しているものと何ら変わらないでしょう。特に、「8割自粛」のような「劇薬」を投与するときには、その劇薬の副作用に十二分に配慮するのがあるべき医師の振る舞いであり、命にも関わるほどの深刻な副作用に対して何ら頓着しないような振る舞いは、医者の名を借りた準殺人的行為との誹《そし》りを免れ得ないでしょう。

日本における「生得免疫力」の特徴

次ページの図1-1は、2020年3月時点で私たちが入手していたデータです。その後、はっきりとしてきたことですが、明らかに、新型コロナウイルスに対する自然免疫力、生得免疫力は、日本およびアジアの方が欧米より高いという可能性が十二分以上に明らかに示されていたのです。

にも関わらず、未だに、日本もいずれ欧米のようになると言っている高名な医学者もおられます。そしてその結果、社会活動をより強力に自粛することが必要だという風潮が濃密に世間に残存する状況となり、少なくとも欧米に比べれば感染拡大リスクがさほど高くないにも関わらず、様々な都市活動が制限され続け、社会経済被害が拡大するという状況に至っています。

これはつまり、**副作用に対する脆弱性《ぜいじゃく》も含めた日本の「社会免疫力」「公衆免疫力」は、非常に低い残念な状況にある**ということを意味しています。ここに公衆免疫強靭化論を、総合的な視点から考えねばならない、思想的契機があるということができるでしょう。

図1－1　日本／アジアにおける「生得免疫力」の特徴）

東アジアと欧米では、新型コロナウイルスによる「死者数」の「増え方」が（どういうわけか）全く違う

人口100万人あたりの死者数の推移

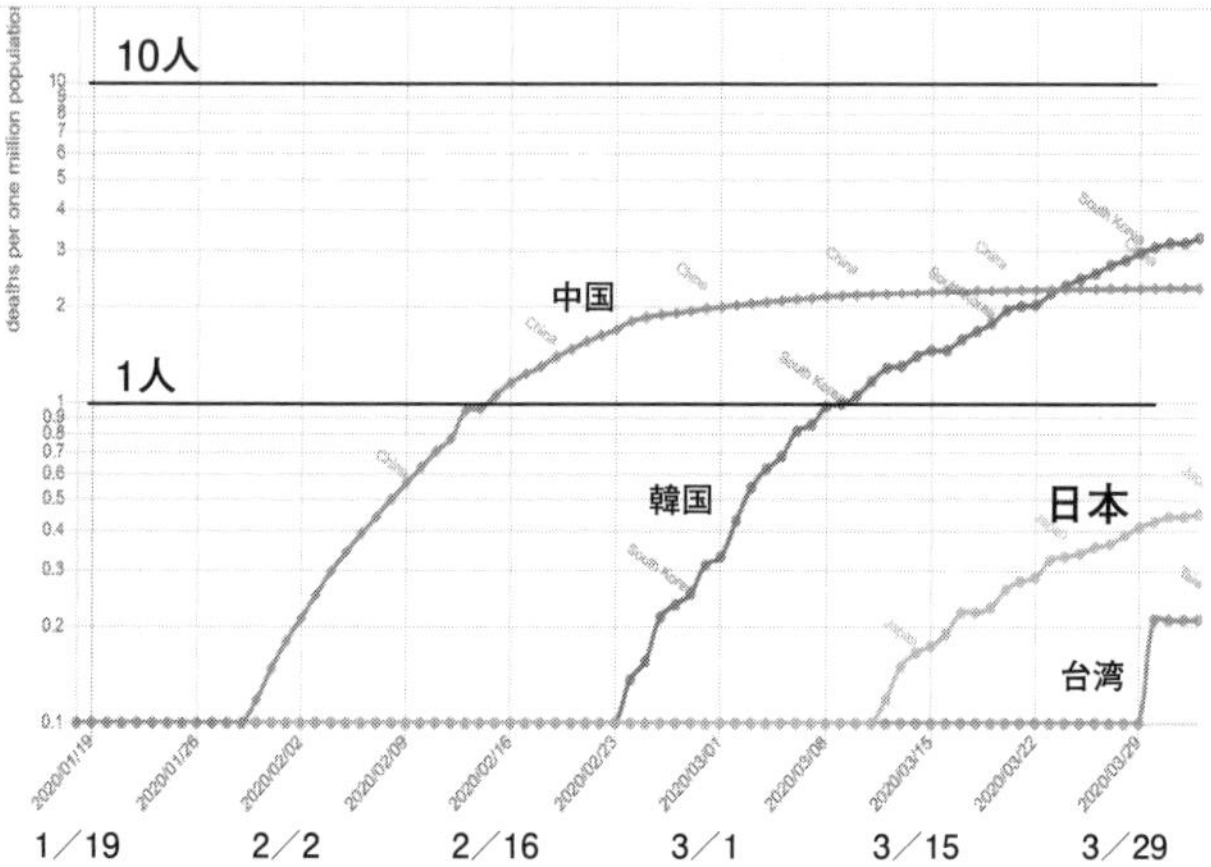

人口100万人あたりの死者数の推移

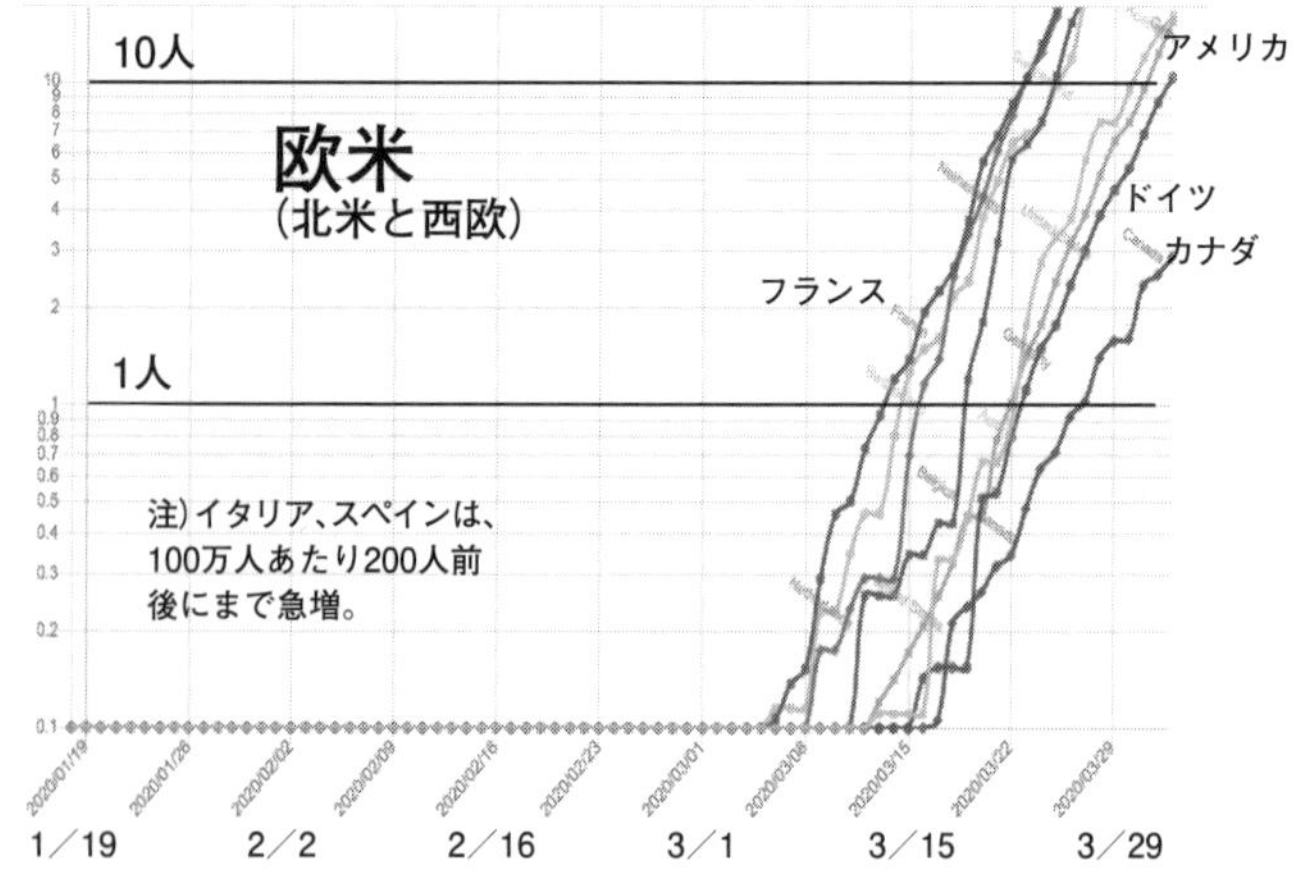

出典：札幌医科大学医学部 附属フロンティア医学研究所 ゲノム医科学部門の資料をもとに作成

強靭化の方法Ⅰ　医療の供給力の強化

公衆免疫強靭化においては、自然免疫は動かないから社会免疫と獲得免疫を上げる、ということを目指します。社会免疫力の強靭化に関して考えられるものを以下にお示ししたいと思います。

1点目は医療の供給力の増強、2点目は検査体制の強化です。

医療の供給力の増強のためには、重症者の対策病床の増強が必要です。そのためにはもちろん「お金」が必要です。民間の病院が新型コロナウイルス病床を提供する場合、新型コロナウイルスに感染した方が来なければ病院は困ってしまいます。いわゆる**「コロナ貧乏」**状況があり、これが対応病床の増加を防いでいるところがあるのです。ここは政府が補償をたっぷりと出す必要があります。

軽症者、無症状者に対しては自宅待機許可を出す必要があります。これはかつてより徐々にできるようになっています。こうした施策を実際に運用することが必要ですし、**簡易隔離施設増強のためには政府補助が必要**です。

さらには、**地域間の重症者輸送制度**というものをしっかりと構築しておく必要があります。

沖縄の重症者数を減らしていくために患者を東京に運んだり、東京で出た重症者を長野に運んだりするということも必要になってくると思います。

また、現状では医療現場では積極的に導入されていない、**「予防薬の許認可と普及」**も社会免疫力の向上のために重要です。

そして、現在政府でも議論されている**新型コロナウイルスについての「指定感染症対応」の見直し**も重要です。現状では、コロナ感染症に対する病院における対応は、通常のインフルエンザよりもより厳密なものが求められています。そのせいで、新型コロナ対応関連病床が極端に限られるという状況となっているのですが、新型コロナの毒性とインフルエンザのそれとの差がそれほど大きなものではないとの見地に立てば、病院での対応を事実上インフルエンザへの対応に近づけるということも正当化され得ることとなります。そうなれば、新型コロナウイルスに対する医療供給能力対応能力は飛躍的に拡大していきます。なぜなら現在は指定感染症であるが故に、コロナ対応病床は全病床のうちの1％程度に限られています。指定感染症の運用見直しが行われれば、残りの99％の病床をコロナ対応に有効利用していくことが可能となるからです。

とりわけ今、「自粛」の煽りを受けて、病院に行く人それ自身が減少傾向にあります。そのために多くの病院が潰れそうになっているという現状があるわけですから、指定感染症の運用見直しが進めば、そうした病院の余った医療供給力を活用できるのみならず、経営的困難に直面する各病院の救済対策の意味を持つことにもなるでしょう。

その他、指定感染症の運用見直しの中で、「濃厚接触者」の定義や扱いの見直しも重要となるでしょう。さもなければ、医療関係者が少しでもコロナ感染者と接触しただけで濃厚接触者と認定され、2週間の勤務が不可能となれば、それだけで医療供給力が大幅に下落することになるからです。

こうした見直しは、必ずしも法律を改定する必要はなく、政令の範囲で十分対応可能なものです。これは是非、新しい政権下で迅速《じんそく》にやっていただきたいことです。

強靭化の方法2　検査体制の強化

2点目の検査体制の強化は、多くのお医者さんもおっしゃっています。事実、政府が採用している「クラスター対策」の強化も、保健所を活用した検査体制の強化の一種と位置づけることができるでしょう。そうしたものも含めて検査態勢が充実すれば、早期発見となり、重症化や感染拡大を未然に防ぐことが可能となるからです。実際、韓国がこれを徹底的に行い、感染拡大を未然に防ぎ、行動自粛水準を最小限に抑えることに成功しています。日本でもこうした検査体制の強化は迅速に進めるべきです。

ただし、注意点としては、ただ闇雲に検査数を増やせばいいというわけではないという点です。

第一に、「医療崩壊を回避する」ための対策も同時に進めていく必要があります。具体的には、軽症者、無症状者を積極的に自宅待機させることを前提にしておかなければ、瞬《また》く間に病院が満杯になり、医療崩壊が導かれてしまいます。

第二に、「唾液《だえき》」によるPCR検査を拡充していくことも重要です。今は一般的に、医療関係者が鼻腔《びこう》から綿棒を差し込み、検体（鼻咽頭拭《びいんとうぬぐ》い液）を採取するのですが、このときに、被験者が「くしゃみ」をするケースが多く、これで感染が拡大してしまうリスクが高くなってしまっています。このリスクは、検体を「唾液」にすれば大きく回避できます。

今、唾液と鼻から採取した検体（鼻咽頭拭い液）との一致性は十分高いという報告もなされており、リスク回避の視点から、唾液によるPCR検査の拡充を図ることも重要となります。いずれにせよ、唾液の検体採取なら、被験者が一人で行うこともできますから迅速かつ円滑に検査を拡大していくことも可能です。

第三に、一方で、検査においては検体を採取することが必須であるという状況を続けるのであれば、**ガウンやゴーグル**がきわめて品不足になっているという現場の声に対して徹底的な補助をやっていただくことが必要になります。人が動く経路を「動線」と言いますが、病院内における検体採取上の動線を分けるための**設備投資の補助**も政府はやらなければいけません。こうしたことが、ＰＣＲ検査ができない、という状況を生み出していきます。

さらには、抗体検査と同じように「抗原検査」が唾液でできるということであれば、ＰＣＲの場合に必要だった特殊な機械も必要なくなります。抗原検査の場合は検査キットだけでできるようになりますから、**被験者自身で抗原検査ができる**ということになります。これが普及すれば、検査体制は飛躍的に拡大していくことができるでしょう。

ただし、この検査体制の拡大にはあたってもやはり、重症化リスクの高い人々が多く、クラスター発生の被害が深刻化しやすい病院や高齢者施設に、積極的、優先的に対応していくことが必定であるという点も申し添えておきたいと思います。

「新しい生活様式」の問題点

さて、社会免疫強靭化においても、最終的にどうしても、となれば自粛要請戦略が必要になってきます。ただし、ロックダウンするのか８割自粛なのか、それ以外に方策はないのかといえばそうではなく、様々なバリエーションの自粛要請戦略があります。行政が対策として掲げている**「新しい生活様式」**に向けた行動変容もまた、ある種の緩和された自粛要請戦略と言うことができます。つまりそれもまた、「2メーター以上近づくという行為」や「食事中に会話するという行為」についての自粛を要請しているからです。ついてはここでは特に、この「新しい生活様式」について検討してみたいと思います。そもそもこの、現在の政府が主張している「新しい生活様式」は**即刻取り下げる必要があるほど問題が多い**からです。

まず第一に、ここには感染防止のために最も重要な諸事項が書かれていません。

なかでもひどいのが、「目鼻口を触らない」という一点が書かれていないという点です。これは「接触感染」という、感染拡大における極めて主要な経路での感染を原理的にゼロにする行動であり、人々の行動変容を促すのなら、いの一番に要請すべきもののひとつである筈なのにこれが書かれていません。その結果、政府の「新しい生活様式」に従っていても、接触感染を効果的に回避することができず、感染は徐々に拡大してしまうことになります。つまり、効果的に実効再生産数を1以下にすることができなくなってしまうのです。

また、「高齢者保護」や「飲み会禁止」というのは、局面においては極めて効果的な感染症対策なのですが、これも書かれていない。「接触自粛」を要請するのなら、一律自粛要請の前に「特に高齢者との接触を自粛すべし」という点を要請すれば良いのにそれを要請していない。同様に、「行動自粛」というのなら、一律自粛要請の前に「特に飲み会だけを自粛すべし」という点を要請すれば良いのに、それも要請していない。したがって、政府の「新しい生活様式」に従っている限り、最もリスクの高い飲み会行動は全く削減されず、感染がいつ何時拡大してしまうかわからなくなってしまいますし、かつ、高齢者も保護されていないため、その感染拡大に伴って重症者、死者が拡大してしまうことにもなるのです。

したがって、政府が「新しい生活様式」を主張し続ける限り、人々がどれだけ真面目にそれに従おうと、日本の社会免疫力は効果的に上がっていかないわけです。

第二に、感染防止のためには「無駄」なのに経済社会に「被害」を与える項目が多いという点があります。例えば、社会的距離の確保、いわゆるソーシャルディスタンスについて、2メートル離れることが絶対条件のように書かれています。これは、実際、不要な局面が多々あります。十分に換気された映画館やコンサート会場や電車内などは、感染リスクはほぼゼロです。であるにも関わらず2メートル確保しろなどというのは、行政側の保身のため、事なかれ主義のために書かれているに過ぎません。私は、これは本当に噴飯《ふんぱん》ものだと思います。

しかも、このことがいわば「アレルギー反応」の元となり日本の経済社会を傷つけているわけです。この項目は即刻除去しなければ日本の社会は壊れてしまうことになるでしょう。

第三に、仮にこの「新しい生活様式」というものが正しかったとしても項目が多すぎて覚えきれないという点があります。これは実は大きな問題です。網羅的にあらゆることが書かれていて覚えきれません。結局、感染防止の役割を果たすことができないということになるでしょう。

ただし、ソーシャルディスタンス2メートルといった、役に立たないうえに社会を壊すものはしっかりと強調して書かれており、これがすでに色々な社会的場面でマニュアル化され、実践されてしまっています。

つまり、百害あって一利なし、とまでは言いませんが、理が少ない割に害悪だけがふんだんにあるのが、この「新しい生活様式」なわけです。

これが政府で採用されていることは、社会免疫上、極めて大きな問題です。

本当に守るべき「半自粛」戦略

実際のデータを見ればわかる通り、新型コロナウイルスによる重症者、死亡者はほとんど高齢者であり、若年層にはほとんど見られません。そのことはデータではっきりとわかっているわけですから、こうした事実をベースに、新しい生活様式などの自粛戦略を考えなければいけません。

データからわかることは、いずれにしても高齢者をケアしたい、ということです。

図1－2　高齢者の保護政策は得策である

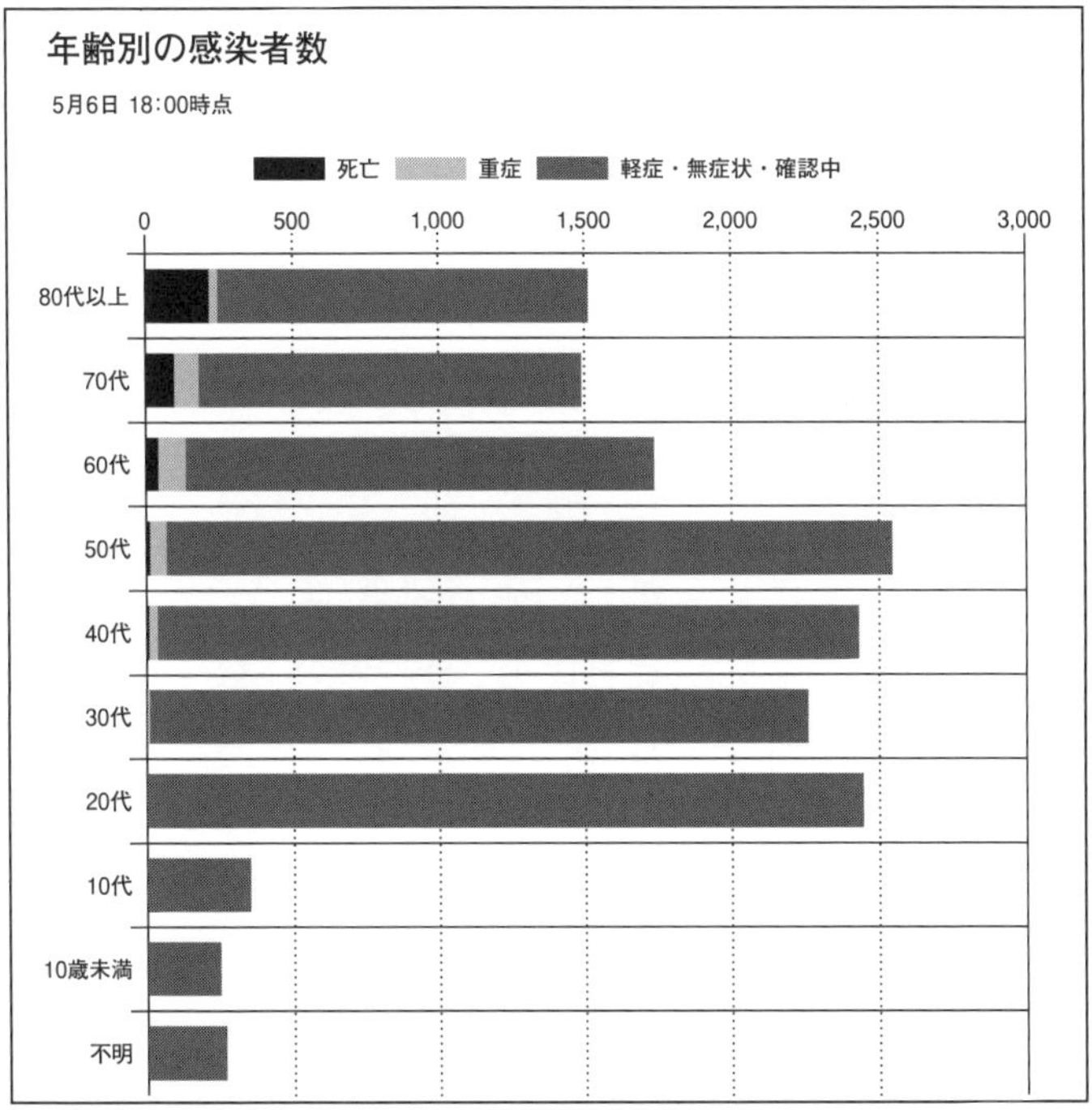

※出典：東洋経済ＨＰをもとに作成

事実上、重症化/死亡は
ほとんど全て高齢者
(若年層ではほとんど見られない)

こうした諸点を鑑みまして、私がユニット長を務めております、「京都大学レジリエンス実践ユニット」では、政府の「新しい生活様式」に変わる新しい感染症対策の基本方針として、**「半自粛」戦略**を提唱しています。

この戦略におきます第一の基本方針は、**高齢者、基礎疾患保有者、妊婦の保護の強化**です。つまり、感染症によって重症化するリスクの高い、いわゆる**「コロナ弱者」**を保護強化していく、ということです。こうした「リスク弱者」の皆さんにおいては、少なくとも感染拡大期においては、さまざまな活動を「自粛的」に行っていただくことを要請します。そして、彼等の同居者や同僚についても、うつさない配慮をしていただくことを要請します。

さらには、こうした保護強化すべき人々がいる**病院や高齢者施設などではクラスターが起きないように予防の投薬および検査をしっかりとやっていく**ということも非常に重要になってきます。

例えば、２０２０年4月、5月頃、自粛の要請が継続され、既存の高齢者施設の防疫対策が抜本強化されていましたが、当時発生したクラスターの実に6割が、高齢者施設と病院という、コロナ弱者におけるクラスターだったのです。今後はこうした反省のもと、如何にして病院、高齢者施設でクラスター発生を回避するためのガイドライン、並びに、政府補助制度などを整えることが必要です。

また、会社では在宅勤務の継続、あるいは奨励を高齢者に対して行う。自宅では自宅内の高齢者との接触の制限を行う。簡易の検査として抗原検査を適用する。安全な予防薬を投与する。高齢者住宅の制度を活用して、無感染高齢者を保護する。GO TOトラベル予算を使って高齢者を保護施設に隔離する――方法は、様々に考えられるはずです。

一方、リスク弱者以外の、いわゆる**「コロナ強者」**においては、次の3点を守れば良い、という点を主張します。逆に言えば、**次の3点だけを守れば良い**。これが公衆免疫強靭化という観点からの主張です。

①「飲み会／カラオケ／性風俗」などの感染対策
②「鼻の穴」と「口」および「目」を徹底的に触らない
③「換気」の徹底

第一番目の「飲み会／カラオケ／性風俗」などの感染対策をしっかりとやるというのは、**「飛沫《ひまつ》感染」対策**です。特に、飲食中における他者との近接な会話は、非常にリスクの高い行為です。特に料理プレートを皆で取り分けるタイプの食事をする場合、感染者の発話や咳、くしゃみ等で飛沫が料理に付着し、それを皆が接種することで感染が成立するリスクが高くあり

半自粛 ～感染被害拡大を防ぎながら再開する方法～

手洗い・マスク・咳エチケットはもちろんのこと……

基本方針　**高齢者・基礎疾患者・妊婦の保護強化**
（自粛継続＆同居者・同僚の「うつさない」配慮）

以下の3点だけを守れば良い

①**飲み会/カラオケ/性風俗」等の感染対策**……………… **飛沫**感染対策
（つまり、他者と飲食中の近接“発話”“接触”自制）
（政府補償が必須）

②**「鼻の穴」と「口」＆目を徹底的に触らない**……………… **接触**感染対策

③**「換気」の徹底**………………………………………………… **空気**感染対策

ます。料理プレートが個別になっている場合でも、近接で会話することで同様に感染者の飛沫が料理に付着して感染が成立するリスクがあります。したがって、感染拡大期に会食する場合は、**(1)プレートは個別のものにする、(2)距離を1メートル以上離すか、それができない場合は小声での会話に終始する、**といった対策でリスクを最小化できます。ただし、家族や同僚など、毎日食事を繰り返している他者との会食時では、毎回警戒する必要はないでしょう。また感染が抑制されている状況では、その会食に感染者が含まれる確率が極端に低くなりますから、こうした配慮は必ずしも必要ではありません。

なお、感染抑止が強力に必要となるケースでは、飲食店の強制的な自粛要請も必要となりますが、そうした場合には政府が休業補償をすることが必須であることは言うまでもないでしょう。

第二番目の**「鼻の穴」と「口」および「目」を徹底的**

に触らない、というのは、**接触感染**を回避するためです。テーブルや手すり、ドアノブなどに触れることで、それらに付着していた感染者の飛沫が手に付着し、それが目鼻口を通して体内に入り込むことで成立するのが接触感染です。この接触感染は、手洗いをすることや、テーブルやドアノブなどを消毒し続けることでも防ぐことができますが、それらの対策は「完璧」ではありません。消毒や手洗いは、どれだけ頻繁に行っていても、手洗い・消毒の直後に飛沫由来のウイルス（飛沫から机→机から手など）が付着することがあり得るからです。

一方で、目鼻口を触らないという対策は、手にどれだけウイルスが付着していても、完璧に感染を回避することができます。したがって、接触感染を防ぐために最も重要な取り組みなのです。

ちなみに、公益社団法人・土木学会の調査によれば、これをしっかりとやっている国民は**全体の25%しかいません**。マスクの装着や手洗いは7割程度に数字が上がっているのに、「鼻の穴」と「口」および「目」を徹底的に触らないということについては、国民の関心が極端に薄いのです。「新しい生活様式」の中にも書かれていませんし、厚労省つまり政府もこのことについてほとんど言及していないために、**国民に「目鼻口の接触回避」という行為が、手洗い、うがいほどには全く広がっていないのです。**これではまるで、「感染を拡大させたい」と思っているような状況にあるのが、今の間違った政府、専門家会議によるリスクコミニュニケーションなのです。

最後は「換気」の問題です。感染の可能性として、エアロゾルによる**空気感染**が指摘されています。「気体とその気体中に浮遊する固体もしくは液体の粒子」をエアロゾルと言いますが、これによる感染は、先に述べた飛沫感染、接触感染に比べれば限定的なものではないかと言われています。したがって、この対策にそれほど神経質になる必要はないと考えられるのですが、密閉した場所で2時間ほど会話を続けたことにより多くの人々が感染してしまった事例が報告されており、念のため（というのも、それが空気感染であったという確定もないからです）、空気感染のリスクも忘れないようにしておく必要がある、という程度の認識が適当であると考えられます。したがって、例えば少なくとも**30分に一回程度の換気で、空気感染のリスクは大幅に減ずることができる**ものと期待できます。

劇薬ではなく漢方薬の自粛

さて、以上に紹介した「半自粛」の特徴は、まず、**項目が少なく覚えやすい**ということです。一般の方々が覚えるべきことは、**「目・鼻・口に触るな」「換気しろ」「飯を食うとき、酒を飲むときは注意しろ」**。この3つだけです。

しかも、「8割自粛」や「2メーター距離確保」などと異なり、経済への被害が少ないことも大きな特徴です。いわば、「8割自粛」「2メーター社会的距離確保」は、経済自身を破壊するアレルギー反応が強い劇薬ですが、この「半自粛」対策はそうしたアレルギー反応が最小化された漢方薬のようなものです。

「8割自粛」は言うに及ばず「2メーター社会的距離確保」を絶対条件にすると、多くの事業者が確実に倒産します。特に交通事業において、このままではバス・電車・タクシーなど、中小を中心に多くの事業者が倒産していくことは火を見るよりも明らかです。

必要となってくるのは、「半自粛」、そして補正予算での迅速なサポートです。交通事業者ばかりでなく、飲食店、映画館、劇場、その他娯楽施設なども軒並み潰れていってしまうことが予想されます。政府のガイドラインを一日も早く「社会的距離と呼ばれているものは絶対条件ではない」と変える必要があります。さもなければこのことの副作用、アレルギー反応で日本社会が壊れてしまいます。

私が代表理事を務めている日本モビリティマネジメント会議という社団法人の活動においては、「しっかり換気する」「目・鼻・口を触らない」そして「静かに。あるいはマスクを着用」という3つだけを守ればリスクは回避できるということを記載したポスターをつくって、全国の交通事業者に提供しています。現場からは、利用者の安心に繋がる、という声を数多くいただいています。

ちなみにこのポスターには、「絶対にマスクをしろ」とは書いてありません。静かにしているのであれば、別にマスクなどする必要はありません、という主旨を記載しています。「常にマスクをしろ」と主張し、監視までする、いわゆる「マスク警察」のような状況は非常に大きな問題があると考えられますから、そういう誤解を避けておくことは、様々な局面で重要になると思います。

いずれにしてもこういった副作用の少ない、アレルギー反応の少ないピンポイントの行動制限、自粛要請というものをやっていくことが極めて重要です。

「半自粛」が広がれば「集団免疫」が圧倒的に獲得しやすくなる

ワクチンは、公衆免疫力の強靭化3つの方針のうちの2つ目、獲得免疫の強靭化を目指すものです。ただしワクチンには副作用の可能性があります。ワクチンによる対応は、十分注意しながら行う必要があるでしょう。しかも、効果的なワクチンが開発されるのか、開発されるとしてもそれがいつになるかは、不確実性が強くあります。

このワクチンは政策的に「獲得免疫」を強化していくことを目指すものですが、獲得免疫は、感染拡大に伴って自然と得られていくものでもあります。これを意図的に獲得することを目指して、意図的に感染を拡大させていくかどうかはさておき、好むと好まざるとに関わらず、感染が拡大してしまい、自ずと**感染が終息する閾値《いきち》に到達する**ということもあり得ます。こうして感染者数がその閾値に到達した状態は一般的に**「集団免疫」**を獲得した状況と言われます。

ただし、この「閾値」は、実は、その国の「感染の広がりやすさ」に依存しているのです。別の言い方をしますと、その国において成立している「再生産数」、つまり、一人が何人にうつすのかという数値に依存しているのです。再生産数が2の場合、50％が感染すれば自ずと感染が終息することになります。つまり、2の場合は、50％の感染率が集団免疫の「閾値」となるのです。あるいは、1・4の場合は30％弱が閾値となります。

一般に、こうした集団免疫の理論では、その再生産数として、その集団にデフォルトで決まっている「基本再生産数」を想定するのですが、実際には、マスク着用率や手洗い率、目鼻口接触回避率、換気率などの人々の行動習慣によって再生産数は大きく変わります。したがって、先に述べた「半自粛」が生活習慣として身についていれば、「再生産数」はどんどん1に近づき、**集団免疫が獲得できるまでの閾値はどんどんゼロに近づいていく**ことになります。そしてもちろん、半自粛だけで再生産数が1を下回れば、感染者数がゼロの状況でも集団免疫が達成された状況と同じ状況になります。

ただし、以上の議論は、獲得免疫に有効性があり、その持続期間が一定期間以上であることを想定してのものですので、それらの前提が成立していなければ、この議論も成立しないということになります。したがって、その点については今後の実証データや分析を待つことが必要である点は申し添えておきたいと思います。

ただし、医療技術が発達する現代までは、「集団免疫」の獲得以外に、そのウイルスの感染拡大を止める術は無かったわけですから、今日においても、集団免疫獲得が、ウイルス収束に効果的である可能性は極めて高いと考えられます。

したがって、繰り返しますが、意図的かつ積極的に集団免疫を目指すか否かは議論の分かれるところです。ただ、感染拡大のコントロールに失敗し、感染爆発がもたらされてしまったという最悪の事態が生じたとしても、全員が重症化して死んでしまう、という文字通りの最悪の状況に至る前の時点で、感染は必ず収束すると考えることができるという点は、記憶しておくことは重要だと考えられます。なぜなら、感染爆発してしまえばもうこの世の終わりだと思わなくても良いからです（もちろんそれを通して医療が崩壊し、多くの方が亡くなるのはぜがひでも避けねばならない事態ではありますが）。

しかも、インフルエンザやコロナ程度の毒性のウイルスの場合は、無症状や軽症の感染者が多く、その感染拡大を完全に抑え込むのが極めて困難です。そんな感染症の場合は、最終的にはこの集団免疫状態が得られるまでは、相当無理をして抑え込もうとしなければ抑え込めないということになります。

ですから、例えばインフルエンザの場合は、無理をして抑え込むという戦略を国家として採用しておらず、集団免疫の獲得を通して感染収束を目指すという政策が、一貫して採用され続けています。その結果、毎年、1000万人程度がインフルエンザに感染し、3000人〜1万人程度の死者が出ていると推計されています。年によっては、3〜4万人程度もの方々がインフルエンザで死亡していると推計されています。

コロナウイルスについても、こうしたインフルエンザと同様の戦略を採用する、という方法も、もちろん選択肢のひとつであると考えられます。その場合、「8割自粛」や「2メートルのソーシャルディスタンス」といった極端な封じ込め戦略を採用せず、インフルエンザのように、「半自粛」戦略を採用しつつ、医療崩壊をしないようにその感染速度を調整しながら、ゆっくりと感染が拡大していくのを経過観察していく、という方法も考えられます。もちろん、医療崩壊が激しく起こり、大量に感染死する事態が危惧《きぐ》される状況となれば、極端な封じ込め戦略を採用することも考えられるかもしれませんが、そうでない限り、インフルエンザと同様の経過観察で十分に対応できる可能性もあり得ると考えられます。

なお、厚労省が事前に想定していた方針は、こうした方針であったのです。彼等の事前の資料には、集団免疫で感染が収束していくプロセスを想定し、その中で医療崩壊が起こらないように努力をするという、上述の方針と同様の方針が記載されています。ただし、世論において新型コロナウイルスを恐れる風潮が濃厚となり、欧米がロックダウンをし続ける中、世論もロックダウンに準じた規制を政府に求めたため、当初の方針を撤回する格好で「8割自粛」を前提とした緊急事態宣言が発出されたわけです。

したがって、「第三波」の襲来に向けては、厚労省が事前に想定していた集団免疫の獲得まで、医療崩壊を防ぎながら感染速度をどうにかこうにか制御していく方針を採用していくという政治判断は、今後十分に考えられるところです。

ところで、こうした「集団免疫」の獲得を通した収束を想定した方針において医療崩壊を起こさないためには、当たり前ですが重症者数が医療供給量以下になるようにする必要がありま す。そのためには、重症化率、死亡者率の低いコロナ強者の感染者の拡大速度を調整するということになります。要するに、若い人は、ある程度は街に出て免疫を獲得し、かつ、老人と接触しないようにしていく。そのうち、1年くらいが経過すれば、社会全体が新型コロナウイルスに対して非常に強靭な集団となるということです。

問題は感染速度の調整ですが、ここに「半自粛」の戦略を中心とした「社会免疫力」を活用していくという方針が考えられます。

これに近い方法をとっている国として、意図的かどうかは別にしてスウェーデンがあります。アイスランドも比較的にそれに近い方法をとっていると言われています。そういった国々の状況を鑑みながら、獲得免疫によるアプローチというものを考えていくことが必要です。

公衆免疫強靭化の４つの柱

ここまでお話してきたことをまとめておきましょう。日本における公衆免疫力強靭化のためには次の４点が必要になると言うことができます。

① 日本の生得免疫の水準をしっかりと認識する

いずれ日本もヨーロッパのようになると煽るような真似は害でしかありません。研究者は嘘をついてはいけません。

② 医療供給と検査体制を十分な投資のもとで高度化する

プライマリーバランスなどといった財政収支の話は一切言わずに、しっかりとお金を使うということです。

③　コロナ弱者を保護する

高齢者、基礎疾患保有者、妊婦の保護の強化です。

④　半自粛による対策

コロナ強者、すなわち健常な若年者の感染拡大速度を医療崩壊しない程度に調整するために「半自粛」対策を行っていきます。この対策が進めば、あくまでも結果論としてという位置づけではありますが、医療崩壊を避けながら獲得免疫が自ずと強化されていくという帰結を得る可能性も考えられます。ただし、感染速度の調整が失敗するリスクが増大すれば、自粛要請などの封じ込め対策が必要となる旨も想定しておくことが必要です。

新型コロナウイルスに対しては、この4つが得策ではないかと考えられます。この4つの得策を中心に展開するのが、筆者がここで提唱する「公衆免疫強靭化論」です。

今後新しく誕生するであろう政権においても是非、この対策を積極的に活用いただきたいと思っています。

第2章

新興ウイルス感染症とは何か？
COVID-19を正しく恐れよ

京都大学ウイルス・再生医科学研究所准教授　宮沢孝幸

新興ウイルス感染症対応には獣医の知見を

私は獣医学が専門で、獣医として色々なウイルスを研究してきました。獣医の立場から、動物の病気あるいは人獣共通の感染症、あるいは人獣共通の感染症になり得るようなウイルスの研究をしてきたわけです。

現在、色々なコロナの問題が出てきていますが、新型コロナウイルスは人獣共通ウイルス感染症です。従ってこれは、本来は獣医の領域でもあります。しかし、やはり獣医の意見というのはなかなか通らないなと思いながら状況を見ているのが実際のところです。

新興ウイルス感染症の動向を予測する上で、また、対応する上で、やはり獣医の知見と獣医のパワーを借りた方が絶対に得策だと私は思っています。この章では、そのことについてお話をしていきましょう。

私たち人間は色々な動物に囲まれて暮らしています。犬や猫などの伴侶動物は家で一緒に住んでいます。家畜もまた身近な動物ですが、それ以外に野生動物も山ほどいます。

これらの動物は、もちろん健康であったり病気であったりします。一見、人に対して友好的な存在のように見えますが、動物というのは、実は人にとってたいへん恐ろしいウイルスをもっています。

たとえば、豚にはブタインフルエンザウイルスがあり、人のインフルエンザウイルスと遺伝子を交換して新型ウイルスが生まれます。馬にはヘンドラウイルスがあります。犬には狂犬病ウイルスがあります。最近では、鹿や猫がもつ重症熱性血小板減少症候群（ＳＦＴＳ）ウイルスが話題になりました。最も有名なのは、人類をここ数十年苦しめてきたヒト免疫不全ウイルス、エイズウイルスでしょう。もともとはチンパンジーがもっていたと言われています。

近年においてはＳＡＲＳウイルスやＭＥＲＳウイルス、そして新型コロナウイルスというものがやってきました。これらは全て動物由来、特にコウモリ由来です。

もちろん、中には人にしか感染しないウイルスがあります。天然痘や麻疹がそれにあたります。しかし、これも元々は11世紀くらいに動物から人間にやってきたウイルスです。

ウイルス感染症は全て動物由来であると言っていいのです。ウイルス感染症というのは自然発生的に生まれたものではなく、人間以外の動物からやってきました。何かしらの動物にもともと感染していたウイルスが、人に感染するようになったものです。

毎年現れる新興ウイルス感染症

新興ウイルス感染症は珍しいもの、そうたびたび出てくるようなものではないと思われるかもしれません。ところが、実際には、毎年、数個の新興ウイルス感染症が人間に現れてきています。

人に新しい病気が起こる。その原因を探ってみると新しいウイルスだったというかたちで、新興ウイルス感染症が毎年数個見つかっています。その背景には、病因の検索技術が進んだということがあります。つまり、今まではよく分からなかったものが分かるようになったということです。

しかし、大きな要因としてはやはり人口が増えてきたということ、都市化が進んできたということ、交通が発達してきたということなど、現代的な理由が色々あります。戦争もまた、新興ウイルス感染症の要因になります。そして、人の冒険心、アドベンチャー志向もです。普段暮らしている場所から全然違うところへ出かけて行く、珍しい物を食べる、野生動物を食べるなど、色々な要因で新興ウイルス感染症が毎年生まれています。

感染症が極めて限られたエリアで流行っているのであればそれほど大きな問題はありませ

ん。しかし、都市化や交通の発達によって人の移動が活発化したことを背景に全世界に広まると非常に大きな問題になるわけです。

必要なのは予測ウイルス学

今回の新型コロナウイルスは、元々は中国の一都市で生まれたものだと言われています。大昔であれば、感染はその一都市だけで終わったかもしれません。

交通手段が発達した今日、特に中国は海外進出の盛んな国柄であり、色々なところに中国人が移動しています。感染症を世界中に広げてしまうという状況があって今回の新型コロナウイルスが生まれたと言うことができるでしょう。

私は、2001年にイギリスでの留学を終えて帰国しました。大阪大学の微生物病研究所、エマージング感染症研究センターという機関に入りました。2002年からSARSウイルスが流行り、新興ウイルスが脚光を浴びていました。

新興ウイルスはもちろん以前からいくつもありました。しかしSARSウイルスは特別で、いろいろな人が、新興ウイルスにどのように対抗したらいいのだろうか、ということを考えました。私も大阪大学の雑誌に論考を載せました。その時の考えはいまだに変わっていません。

新興ウイルス感染症は、現在問題となっていない動物のウイルスが人に感染して発生します。従って、動物の感染症の研究を進める必要があるということです。

これに関連して、当時のウイルス学会で日沼頼夫先生のお話がとても印象的だったので、紹介します。日沼頼夫先生をご存知の方は多いと思います。人に感染するレトロウイルスを世界で初めて見つけた人です。ご存知のようにヒトレトロウイルスの発見では、モンタニエ博士がノーベル賞を受賞しています。残念なことに、日沼先生は受賞を逃してしまったのですが、ノーベル賞受賞に値する先生でした。

日沼先生はウイルス研究所の所長でもありました。2003年にウイルス学会主催のシンポジウムに参加され、その中で、これからのウイルス学の展望を述べられました。私はこの時の話にたいへん感銘を受けました。

ウイルス学会はお医者さんが中心の学会です。実は私たち獣医はちょっと蔑まされているようなところがあります。また、臨床のウイルスの先生あるいは疫学の先生というのもかなり低く見られているのですが、日沼先生はそういったことを非常にニュートラルに見る方でした。日沼先生は冒頭で、「日本ウイルス学会は医学だけではない。いろいろなものがある」と述べられました。そして、「これからは病気を予測してウイルスに対応する方法を研究すべきだ」とおっしゃったわけです。

日沼先生の主張は次のようなことでした。SARSウイルスなどヒトの新興ウイルスの元のウイルスは色々な動物、特に野生動物や家畜がもっている。これを研究すること、つまり色々な動物由来のウイルスを研究することによってこれからどういうウイルスが人に蔓延するのか予測することが、これからのウイルス学の主流になるのではないか。

私は、その通りだと思いました。私たちがやるべきことはまさしくこれだ、と思いました。

残念なことに、シンポジウムから17年以上が経ちますが、日沼先生が主張されたことは一向に進んでいません。つまり「予測ウイルス学」ということなのですが、これを日本で積極的に提唱している研究者はほとんどいないと思います。

私は、新興ウイルス感染症に対抗するには「予測ウイルス学」こそが正しい方向だと思っています。これが確立されない限り、新興ウイルス感染症についてはいつまで経っても後手後手に回ることになるでしょう。

予測ウイルス学は構築可能か？

モルビリウイルス属というウイルスの一群があります。人のモルビリウイルスは麻疹ウイルスですが、これは11世紀頃にウシから人間に入ってきたウイルスが元だと考えられています。実はその後１０００年経った21世紀の現代に、それと同じようなことが起こる可能性が出てきています。犬のモルビリウイルスに、イヌジステンパーウイルスというものがあります。これは犬に神経疾患などを起こします。これが80年代、90年代くらいから野生動物で猛威をふるうようになりました。そして、最近では中国のサル施設でアカゲザルが大量死するということがありました。日本に輸入した猿までがバタバタと死んで大きな問題になったのです。

分子生物学的な方法で色々と調べてみたところ、このウイルスはもともとは犬や野生動物にしか感染しなかったのですが、アミノ酸が数個かわることによって猿に感染するようになり、感染した猿が重篤化するということがわかりました。さらには、試験管内の研究において、猿に感染するようになったウイルスが人の細胞にも容易に感染するということがわかりました。

現在、麻疹のウイルスは蔓延しており、私たちは麻疹ウイルスに対応するワクチンを受けています。従って、交差免疫と呼ばれますが、麻疹のウイルスに免疫がついていればイヌジステンパーウイルスは感染しません。正確に言えば、もしかしたら人はイヌジステンパーウイルスに感染しているのかもしれないけれども重篤化しない、ということです。

人は現在麻疹ウィルスをうまくコントロールしています。もしかしたら撲滅できるかも知れません。しかし、もし麻疹のウイルスを撲滅したら安心なのでしょうか？　答えは否《いな》です。

麻疹ウイルスのもとになった牛疫ウイルスはもうこの世にはありません。天然痘とともに私たち人類が撲滅したウイルスの1つです。しかし麻疹のウイルスがもし根絶されたとしても安心はできず、次に人にやってくるモルビリウイルスはイヌジステンパーウイルスだろうと言われています。

犬にイヌジステンパーウイルスのワクチンを打って撲滅すればいいのかというと、そういうわけでもありません。なぜならばすでに色々な野生動物が色々なイヌジステンパーウイルスに感染しているからです。将来的には、イヌジステンパーウイルスはヒトに感染するようになるでしょう。このように人に将来感染するウイルスの予測は、一部のウイルスではできるのです。

サルレトロウイルスの例

2001年から2011年の話ですが、愛知県の京都大霊長類研究所、そして鹿児島にある民間のサル繁殖施設でニホンザルがバタバタと血を流して死亡するという事例がありました。昨日まで普通に元気で生活していたサルが、朝になって突然血まみれになって死んでいるという、そういう事例が相次いだのです。

私たちが研究にあたり、最初はエボラ出血熱など、そういったものを疑いましたが、結局私たちが突き止めたのは、サルレトロウイルス4型ならびに5型というベータレトロウイルス属に分類されるウイルスでした。

サルレトロウイルスは当時、7型まで知られていました。ウイルスとしては1980年代からよく知られていたウイルスです。カニクイザルやアカゲザルから見つかっていたのですが、あまり酷い病気は起こさないウイルスでした。下痢や弱い免疫抑制を起こす程度で、私たち研究者にとっては、「人のウイルスや猿のウイルスを研究する上でこのウイルスが紛れ込んでいるとちょっとデータの解釈がややこしくなりますね」という程度に認識されていたウイルスだったのです。

ニホンザルは分類学的にはカニクイザルやアカゲザルと同じマカク属に属していて、遺伝的には99％以上同じだと思います。ところが、このウイルスがニホンザルに感染したところ、劇的に恐ろしい症状を示したわけです。

その後、このウイルスをニホンザルに接種する実験を行って、私はたいへん驚きました。レトロウイルスというと数年から10年くらい、あるいはそれ以上の時間を経て発症するのが普通です。しかし、このウイルスはレトロウイルスにも関わらずおよそ30日でニホンザルを殺したのです。血小板がゼロ（検出感度以下）になるのです。

こういう段階になると、さすがに多くの人がびっくりして、このサルレトルウイルスは人間に対して病原性をもつのではないか、と急に恐れ出しました。過去の文献を調べてみると、確かに人間に感染したと思われる例はありましたが発症例はありませんでした。しかし、ちょっとした変異によって感染しやすくなり病原性も増したのではないかという可能性もあります。人では感染実験はできません。ですので、私たちは「ヒト化マウス」を用いた実験を行いました。生まれつき免疫不全のマウス、完全に免疫がないマウスにヒトの免疫前駆細胞を移植するわけです。そうするとマウスの体の中で人の免疫系が構築されます。これがヒト化マウスです。

ヒト化マウスに、ニホンザルを殺すサルレトロウイルス4型を感染させました。ごく一部のマウスが一過性に病気を起こしました。赤血球が一時的に減ったのです。ただし、そのマウスから出てきたウイルスをもう一回接種しても病気を起こさない。感染はするけれども病気にはなりませんでした。

実際に人が感染したらどうなるのか、それは完全にはわかりませんが、一応ヒト化マウスを使う実験によってリスクアセスメントはできたと考えています。ニホンザルを殺すサルレトロウイルス4型は、人に対してはそのような病気は起こさないだろう、ということで話は終わりました。

その後、ニホンザルの繁殖コロニーからサルレトロウイルス4型、サルレトロウイルス5型を排除しました。しかし、排除は困難を極めました。ＰＣＲ検査陰性、抗体も陰性のニホンザルが突然発症するということがありました。検査で陰性でも、体のどこか、おそらく骨髄に、このウイルスが潜んでいたのです。猿の繁殖コロニーからこのウイルスを除去するのは非常に難しいことでしたが、その後は何年も症例はなく、今のところは成功しているようです。

しかしながら、つくばにあるカニクイザル繁殖施設においては高率でサルレトロウイルス4型の感染が見られます。アカゲザルにおいても感染しているので、もしかすれば動物園などで再びニホンザルへの感染が発生してしまう可能性があります。あるいは、検疫で引っかからなかったものがどこかのサル施設でニホンザルと接触してニホンザルの感染事例を繰り返す可能性があるので厳重に警戒しているところです。

非病原性のウイルス

動物に感染し病気を起こした場合、それが人に感染して新興ウイルス感染症となる可能性があることは容易に想像できます。しかし、残念なことに人の新興ウイルス感染症の原因は、元々の宿主においては非病原性のウイルスであることが非常に多いのです。

病気として人間に現れるウイルスはたくさんありますが、元々の宿主である動物においては病気を起こさない、またはちょっとした、下痢程度の病気しか起こさないものが数多くあります。

そういったウイルスとして有名なのがエイズを引き起こすヒト免疫不全ウイルスです。元々、色々なサルがそのサル固有の免疫不全ウイルスをもっていました。こうした元々の宿主、オリジナルの宿主のことを自然宿主といいますが、自然宿主たる猿において免疫不全ウイルスは病気を起こさない非病原性のウイルスです。それが遺伝子組換えや変異を起こして人にやってきて、いまだに何十年も人を苦しめ続けているヒト免疫不全ウイルス（ＨＩＶ）ができました。

今回の新型コロナウイルスは、ＳＡＲＳコロナウイルス、ＭＥＲＳコロナウイルスに続いて発生したコロナウイルスです。これらはすべてコウモリ由来のコロナウイルスです。

コウモリは哺乳類です。哺乳類は６０００種類ほどいますが、一番多いのはマウス系で、その次に多いのがコウモリであり１４００種類ほどいます。コウモリは非常に多様性に富んでいて、しかも飛翔する能力があって色々なところに飛んでいきます。吸血するコウモリもいれば果物を食べて生きている食果コウモリなど、色々なコウモリがいます。

多種多様で分類も非常に難しいコウモリには、自然免疫が高いという特徴があります。特殊な免疫をもっていて、ウイルスに強い傾向にあります。ＳＡＲＳコロナウイルス、ＭＥＲＳコロナウイルスと今回の新型コロナウイルスは、コウモリにおいては病気を起こしてないようです。

そういったウイルスが色々な動物に感染し、さらにそれが人にやってくることで人に感染するコロナウイルスとなっています。新興ウイルス感染症に対峙し対応するためには、家畜の動物および伴侶動物はもちろん、コウモリを中心とした野生動物がもっているウイルス、その中でも特に「非病原性の」ウイルスの研究がとても重要です。

役に立つウイルス

ウイルスを研究する、とはいうものの、私たちが研究しているウイルス（病原性ウイルス）は、おそらく全ウイルスの１％の数にも満たないと言えるでしょう。ウイルスは元々、病気を起こす因子として人間や動物で見付かってきたものです。ウイルスの発見以来、病気を起こすウイルスがずっと研究されてきました。

しかし、野生動物を含めて色々な動物が色々なウイルスをもっており、かつ、それらの多くは病気を起こさない、「非病原性ウイルス」であることが分かってきました。もしかすると、それらのウイルスのいくつかは、宿主の生存に有利に働くウイルスかも知れません。実際に、あるウイルスは病原性ウイルスに対抗しています。

最近の研究により、がんをやっつけるウイルス（腫瘍溶解性ウイルス）も数多く見つかっています。さらに私たちの研究により、がんをやっつけるＲＮＡ（リボ核酸）をきわめて大量に出すウイルスというのも見つかっています。マイクロＲＮＡと呼ばれる塩基の短いＲＮＡがウイルス感染細胞に出てきて（そのマイクロＲＮＡの情報はウイルスに記されている）、ウイルスが感染すると、がんをやっつけるマイクロＲＮＡが感染細胞から産生されるのです。

非病原性のウイルスが病原性のウイルスをやっつける、ということも知られています。ニワトリにリンパ腫を起こす伝染病に対抗するウイルスを、自然界では野鳥や七面鳥がもっており、これは実際にワクチンに使われています。最近では、ペストの原因であるペスト菌をヘルペスウイルスが抑える、腸内にいるウイルスが非常に良い役目をしている、喘息がヘルペスウイルスで治る、などといった論文も出ています。

私がお医者さんから個人的に聞いた話では、風邪をひくことでアトピーが治った子供が結構いるということがあります。私自身もアレルギーもちなのですが、アレルギーも風邪をひくと軽減することがあります。これは免疫のバランスの問題かもしれません。寄生虫病が先進国では減ったことによって、アレルギーが増えたという仮説もありますが、アレルギーに効くウイルスというものもあるのではないかと考えています。

私は病原性ウイルスの数と同じくらい、体に良いウイルスがあるのではないかと思っています。しかし、そのような研究はあまり進んでいません。新興のウイルスを調べ、予測したり対抗したりする上だけではなく、ウイルスの有効利用という意味で、非病原性ウイルスの探索・研究は将来極めて重要なフィールドになると思います。

新興ウイルス感染症で獣医の役目が重要である理由

人の新興ウイルス感染症は、すべて動物由来であります。そして新興ウイルス感染症のウイルスは、本来の宿主においては非病原性であることが多いものです。非病原性の動物ウイルスには、まったく研究されていないものもたくさんあります。

病原性ウイルスだけを研究していては、新興ウイルス感染症は予測できません。私たちの身の回りの動物がどういうウイルスをもっていて、どのような病気を起こしているのか、どういう変異があれば他の動物や人に感染し得るのかを知る必要があります。こういったことは人のウイルスだけを研究していてはもちろんわかりません。これこそは、色々な動物を研究する獣医の役目です。

たとえばＳＦＴＳ（重症熱性血小板減少症候群）という非常におそろしい病気があります。それに遺伝的に近いウイルスは家畜にも非常に恐ろしい病気を起こします。他にも恐ろしい病気を起こすウイルスが家畜や野生動物には存在します。目が見えなくなるウイルスもカンガルーなどから見付かっています。ノロウイルスに近いウイルスが、猫において非常に激烈な症状を起こす強病原性ウイルスに変異する事例も見つかっています。あるいは、ノロウイルスに近いものがウサギにおいて出血症を起こすウイルスも知られています。ヒトではまだ知られていない恐ろしいウイルスがたくさんあるのです。

人を対象とするお医者さんのウイルスの教科書を見ると、少しのウイルスのことしか書かれていません。獣医の教科書では数百のウイルスを勉強しないといけません。多様なウイルスを知っている獣医の知識をもっと活かすべきだと思います。

病原性ウイルスのみならず非病原性ウイルスの網羅的研究が、将来発生するであろう新興ウイルス感染症を予測するのに必須です。このことについては、海外でも多くの研究者が気づきはじめました。

アメリカでも一時期、野生動物がもつウイルス研究に予算がつき、色々な研究が進んでいたのですが、やはり予算削減の波が到来し、効率化ということで予算を削減されてしまいました。予算があった時に、コウモリがもっているウイルスの研究プロジェクトが進んだのですが、今回の新型コロナウイルスが出た時、すぐにこれはコウモリ由来だ、センザンコウ由来だ、ということがわかったのは、その時に研究していた蓄積があったからです。新興ウイルス感染症が出た時に、そのウイルスの由来を探る必要があります。その時こうしたデータベースを作っておくのは非常に重要なことで、日本国内においても進める価値のあることだと思います。

文部科学省・厚生労働省の感染症施策の問題点

文部科学省（文科省）および厚生労働省（厚労省）が進めている感染症に対する施策は間違っている、と私は考えています。

まず文科省は最近の業績主義に流されてしまっています。昔から行われている感染症の研究というものが蔑ろにされているのです。

繰り返し重要だとお話ししてきた非病原性ウイルスは、現時点では病気を起こしません。つまり、論文が引用されにくく、高いインパクトファクター（ＩＦ）の雑誌に掲載されることはなく、高い評価を受けることはありません。最近の業績主義という風潮にそぐわないのです。

私たちウイルス研究者は感染症に対抗するために研究をしています。高いＩＦを求めて研究しているわけではありません。いかにして感染症から人類を守るかということを研究しているわけですが、文科省と厚労省はこれを無視しています。東京大学でも大阪大学でも、そういった現状に流されてしまっています。ＩＦの高いジャーナルに発表している人たちが生き残っているのが実際です。ウイルスの研究は地味で古くさい手法が役に立ちます。しかし、それではＩＦの高い雑誌には掲載されません。地道にウイルスを研究している人も、ＩＦが高い雑誌にも論文を出し続けないと、生き残れないという実情があります。

私が高く評価するのは長崎大学の熱帯医学研究所です。熱帯医学研究所は、もちろん高いＩＦも重要だということは認識している上で、社会貢献が重要だということで各発展途上国から人を集めて色々な教育をしています。とはいえ、最近はやはり文科省の方針に沿って、熱帯医学研究所でさえもＩＦ重視の方向に舵を取ってきています。

しかしそれでは本当に役に立つ感染症研究者はいなくなってしまいます。古典的なウイルス学的手法を用いた実験ではなく、最新の分子生物学的手法を駆使した論文の方がＩＦの高い雑誌に載ります。また、ウイルスの研究機関では、ウイルス研究者の割合が減って、免疫研究者が幅を利かせています。なぜなら、免疫の研究の方がＩＦの高い雑誌に載りやすいからです。実地に役に立つ古典的ウイルス学を地道にやっている人が非常に生きにくい環境です。

古典的ウイルス学の軽視が生む大問題

ＩＦ重視主義の結果として、今回の新型コロナウイルスに関して、弱点が露呈してしまいました。日本および世界には政府系の感染症研究所が色々とありますが、これも業績主義に流され続けています。感染研でも研究者は非常に良い雑誌に載ってようやく職員になることできるのです。入所した後でもさらにＩＦの競争があり、出世競争においては、ＩＦがいかに高い雑誌に論文を出すかということが重視されます。

その結果、どういうことが起こったか。古典的なウイルス学を知らない研究者が増えてしまいました。今回、抗体を検出するということが緊急の課題になりました。抗体の検出をしなければいけないという話になった時点で、私は感染研に失望しました。

キットが市販されていない。市販されていてもキットが信用ならない。それが理由で検査ができなかったからです。これはまったく馬鹿げたことです。キットなどなくても、抗体検査は古典的な方法でいくらでもできるのです。ウェスタンプロッティング法や中和試験法とか、そういった方法でできます。

ところが、現在においては、そういうことをやる人がどんどん少なくなってきてしまっているのです。キット世代ばかりになり、多くの研究者がそういった古典的ウイルス学的試験をできません。現場にもし70代の人がいたら、たいへん嘆いたことと思います。「情けない。キットがなければ何もできないのか」と。キットなんてなくたって、昔ながらの手法でさっさとやれば良い。そういう状況なのです。

私たちの世代も引退間近です。前述のようなことが後10年続くと、古典的ウイルス学、有事の時に役に立つ感染症の研究者が中枢から完全にいなくなります。

こういう結果を招くことを推し進めてきたのが文科省であり厚労省です。そして、それを許してきたのは政治家たちです。今回、研究費も出ていますが、中枢に近い一部の研究者に多額の研究費が回り、地道に研究を続けている善良な研究者には回っていません。コロナウイルスに関する研究者は少なからずいたのですが、彼らにほとんど研究費は回っていません。

すでに申し上げた通り、新興ウイルスのもとになるマイナーなウイルスは、ＩＦの件からもわかる通り、多くの人が注目しないところに大きな課題があります。つまり、政治的に弱いところに、本当に必要な研究者がいるわけです。そういうところには研究費は回りませんから、十分に対応ができない、ということになります。

私はこのことを２００３年頃からずっと警告してきました。しかし、それは無視され、研究機関は業績主義に走ってきました。これは文科省、厚労省の責任です。

ウイルス学は科学でもありますが、本来は実学です。実学の、役に立つ研究をしている人はちゃんといるのです。そういう人たちを冷遇してきたのは非常に大きな問題です。タンパクとタンパクの相互作用とか、そういう細かいことを見ている人がＩＦの高い論文を出して華々しく賞を取っていく。一方、一生懸命に疫学調査や啓発活動をしている人が冷や飯を食らう。これは、よろしくないことです。

日本から消えたヒトコロナウイルス研究者

２０１９年に新型コロナウイルス感染症が出現しました。この新型コロナウイルスは、重症急性呼吸器症候群（ＳＡＲＳ）コロナウイルス2型と呼ばれています。

コロナウイルスの構造についてちょっとお話しておきますと、一番外側にスパイクタンパクというものがあり、これが抗体の標的になります。このウイルスは１００ｎｍくらいの大きさなのですが、非常に長いＲＮＡ（30キロ塩基対）からなる遺伝物質をもっています。このウイルスは、小さなタンパク質をいくつかつくりますが、これが何をしているのかよく分からないものが多いのが特徴です。未知の小さなタンパク質が病原性に関与しているのではないかと考えられています。

新型コロナウイルスは、7つ目のヒトコロナウイルスと言われていますが、私が知る限り、8つ目のヒトコロナウイルスです。SARSコロナウイルス、MERSコロナウイルス、呼吸器感染症（一般の風邪）を起こす4つのウイルスの他に、もう一つ、下痢を起こすコロナウイルスとしてヒト腸コロナウイルスというものが中国で見つかっています。これはベータコロナウイルス属に属しており、今回の新型コロナウイルスに遺伝的に近いものです。

コロナウイルスは呼吸器症状とともに消化器症状を起こします。おそらく、人には未知のコロナウイルスが感染して下痢を起こしているのではないでしょうか。こういった消化器症状をメインに起こすヒトコロナウイルスの研究はまったく進んでいません。電子顕微鏡写真で観察すると、下痢便の中にコロナウイルス様粒子が見えることがあります。未同定のヒトコロナウイルスはまだあるはずです。

少し考えてみていただきたいのですが、今回、もしかしたら日本人は、こういう病原性が弱い、腸炎を起こす、下痢を起こすコロナウイルスに感染していたのかもしれないのです。下痢を起こすウイルスでも、もちろん免疫は付きます。それによって日本人は今回のコロナウイルスに対抗している可能性もあるのです。

しかしながら、これらの軽い消化器症状を起こすコロナウイルスは研究の対象になっていません。研究費も取れませんし、論文も高いＩＦの雑誌には載りません。しかし、私はこれらのウイルスの研究も重要なことだと思っています。

先に述べましたが、呼吸器症状を起こすヒトコロナウイルスは今回7つ目です。従来の風邪のヒトコロナウイルスは4つあるのですが、これらはすべて欧米で見つかったウイルスです。国内でどのようなヒトコロナウイルスが流行しているかを調べている研究者は、今はいないと思います。アジアにおいては欧米で流行しているヒトコロナウイルスと違うコロナウイルスが流行っている可能性があるわけですが、国内ではそれを研究するための予算はまったくという程、付きません。

ヒトコロナウイルスの研究者は、2000年代には確かにいました。ところが予算がどんどん削られていき、ヒトコロナウイルスの研究者は淘汰されてしまいました。ヒトコロナウイルスでは文科省の科学研究費も取れないし、厚労省の研究費も取れなかったからです。厚労省は今流行って今問題になっているウイルスには莫大な予算を付けますが、地道なウイルス研究には予算を付けないのです。こうしてヒトコロナウイルスの研究者は日本から消えたのです。

できないことを主張した政府

新型コロナウイルスはアジアに棲息するキクガシラコウモリから来ました。それからMER

Sコロナウイルスはアブラコウモリからヒトコブラクダを経由して来ました。他の呼吸器感染症を起こすヒトコロナウイルスはウシやシカ、コウモリ、あるいはマウスやラットから来たと考えられています。

私がこの新型コロナウイルスに着目したのは、2019年の12月の時点です。中国で謎の肺炎が流行っているというので驚きました。海鮮市場から流行したと言うことで、魚類や甲殻類に感染するウイルスが人に感染したのか、ということで非常に興味をもったのですが、結局はコウモリのコロナウイルスだったわけです。SARSコロナウイルスに近いものでした。

初期の情報から、発症から潜伏までが長い、ということはわかりました。そして、ウイルスに感染しても発症していない人が多い。これは武漢のデータからもそうですし、チャーター便で帰ってきた人のデータ、それからダイヤモンドプリンセス号のデータからも明らかでした。若年層の発症率、致死率が低く、高齢者の発症率致死率が高い。それから初期のクラスターの調査では5人に1人しか伝染らない、ということもわかりました。

それからもう1つ大事なことがあります。議論はありましたが、明白となったのは、発症していない人からでも他の人に感染している、ということでした。国は「これを水際で止める」と言いました。

しかし、このような性質のウイルスを水際で止めることはできません。人が移動する限り、絶対に出来るわけがないのです。それから国は、クラスター対策でこのウイルスを封じこめる、と言いました。これもできるはずがないのです。発症しない人の割合が多すぎて、感染者の多くを見逃してしまいます。しかし政治の方は、「水際で止める、クラスター対策で封じこめる」と言い、早々と休校などの措置をとりました。

このウイルスの性質を知っていて、普通に論理的に思考できる人にとっては、この新型コロナウイルスは水際で止めることはできないし、クラスター対策で流行を完全に止めることもできない、というのは明白です。

多くの人が私にSOSを発し、このウイルスの蔓延をなんとかくい止めくれ、と言ってきましたが、止められるわけがありません。もう武漢から人が大量に入ってしまっていたのです。これだけウイルスが入ってしまったら広がらざるを得ない、止めることはできない。その後さらにヨーロッパからの感染者の流入がありました。

しかし私は、この新型コロナウイルスは経済的に大きな影響を与えることなく、コントロールできると思いました。まず大きな福音は若年層の発生率が低いということです。高齢者あるいは基礎疾患をもっている人が発症リスクが高いということで、そうした人たちさえ感染させないようにすれば、新型コロナウイルスはそれほど恐れるものではない、と判断しました。

「100分の1作戦」とは

私は、同じ京都大学の藤井聡先生と議論し、「半自粛」というものを提言することにしました。その中で、実践的な方法として「100分の1作戦」というものを3月に打ち出しました。

最初にメッセージしたのはマスクの重要性についてです。最初はマスクなんかいらない、マスクは逆効果だ、と言われてもいましたが、発症していない人からの感染が多いということを踏まえてマスクは絶対に必要と判断しました。そして私は3月28日のツィートでこういうことを言いました。

「考えをひっくり返せ！　移らんようにするより、『移さんこと』に意識を集中する」「外出中は手で目を触らない、鼻を手でさわるな、ましてや鼻くそはほじらない。（かくれてやってもダメ！）　唇触るのもだめ。口に入れるのは論外。意外と難しいが、気にしていれば大丈夫！」「ウイルスが1／100になれば、まず感染しない」「人と集まって話をする時は、マスクしろ。他人と食事する時は、黙れ。食事に集中しろ！」「酒を飲んだら、会話するだろ。大声になるだろ。それが危険なことわからんやつは、とっとと感染しちまえ。一ヶ月会社休んで回復したら、みんなの代わりに仕事しろ。ただ、爺ちゃんばあちゃんの前には治るまで絶対でるな」「たった、これだけ！　これだけで感染爆発は防げる」「いつかはお前もかかる。かかった時助かるように、いまからなるべく栄養つけろ。よく寝ろ。タバコはこれを機にやめろ」

新型コロナウイルスを100分の1に減らす、ということも、一連のツイートの中で提唱していますし、動物コロナウイルスの知見を生かせ、ということも言っています。

3月から5月くらいになると、マスクが重要だということもわかってきました。賛同者も現れて、啓発チラシも作ってくれました。

100分の1作戦を思いついた経緯についてお話ししておきましょう。今回、人々が過剰に反応してしまって外に出られない、ということになってしまいました。今回の新型コロナウイルスは、確かに怖いところもあるのですが、若年層においてはそれほど重症化しません。後遺症は一部であるのですが、これについては発生頻度がまだわかっていません。国内でどれだけの後遺症が発生しているのかわからないわけです。私は国内においてはその数字はかなり低いと思っています。

今回の新型コロナウイルスにおいて何を目標、ゴールにすべきかというと、「根絶」ではないのです。根絶できるわけがありません。ワクチンの試作品はすぐにできますが、その有効性

2020/6/12 配信

ウイルス研究 33 年!!
専門家が教える予防法

約 1/100

新型コロナウイルスを感染しない量まで減らそう！

コロナ 1/100作戦《ヒャクブンノイチサクセン》！

✓ **手洗いは水15秒でOK！完璧に洗うよりこまめに洗う！**

▶せっけんつけてゴシゴシ洗う必要なし！感染しない量まで減らせばOK
▶ノロウイルスは超微量で感染するが、新型コロナは超微量では感染しない

✓ **手が洗えないときはウエットティッシュなどでふく！**

▶ぬれタオルを2～3本フリーザーバッグに入れて持ち歩くといつでもふける

✓ **顔にさわったらダメ！手にコロナがついてるかも！**

▶顔さわるときは手を洗ってふいて、コロナを1/100まで減らしてから

✓ **ずっとマスクしてると熱中症の危険あり！**

▶マスクをとったら無言、またはツバが飛ばないよう小さな声で話す
▶マスクなしでセキしたくなったら、ティッシュや服で口と鼻をおさえてする

✓ **蚊に刺されても感染しない！**

▶昆虫がコロナウイルスを運んだことはない

✓ **汗がついても感染しない！**

✓ **うちに帰ったら手と顔を洗う**

▶できれば早めにシャワーを浴びる
▶外で使ったスマホをふく

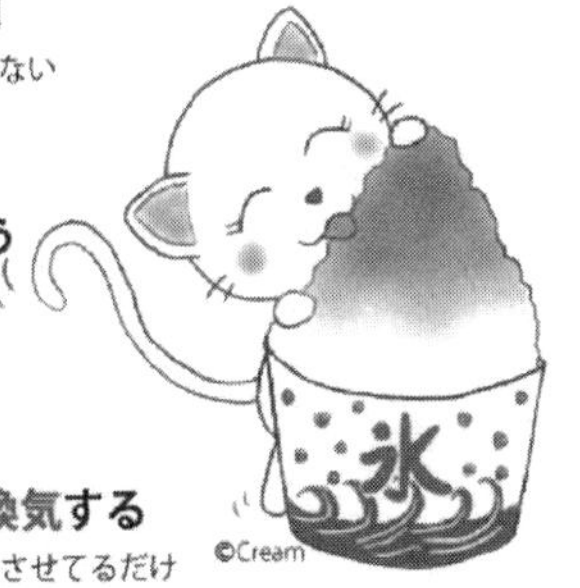

✓ **ドアノブを忘れずにふく**

✓ **エアコンしてても窓開けて換気する**

▶フツーの家庭用エアコンは空気を循環させてるだけ

監修：京都大学 ウイルス再生医科学研究所 宮沢孝幸 @takavet1
文・イラスト・DTP: Cream @creamrobo HP: creamrobo.com

Twitter @takavet1 で最新情報配信中！

の試験や安全の試験には、数年はかかります。そもそもコロナウイルスに対するワクチンはなかなかできるものではないということも、動物のコロナウイルスでわかっていました。また、たとえ有効なワクチンができたとしてもこのウイルスは根絶はできないでしょう。コロナウイルスの場合、免疫の持続時間も短いのです。

では、どういうことを目標にするのか。医療崩壊を起こさずに犠牲者をなるべく少なくする。かつ、経済的被害を最小化する。コロナ対策に要する人々の負担を減らしつつ経済を回していく。そこで思いついたのが**「100分の1作戦」**です。

「100分の1作戦」で言っているのは、ウイルスを完全に無くす、ということではありません。ウイルス量を感染成立以下の量にする、ということです。

では、数字としてどこまでやったらいいのか。私は大体100分の1でいいだろう、と判断しました。ウイルスの動物感染実験を何十年も行ってきた研究者として、通常のルートで感染が成立する量の100分の1にすればほぼほぼ感染しないし、たとえ感染したとしても気付かないで軽症で終わるだろうということも推察できました。

多くの人が誤解していたのです。少しでもウイルスに触れたら、そこから感染して病気になってしまう、というふうに思い込まされました。

これは全くの嘘です。たとえばMERSコロナウイルスにおいては、1個の細胞に感染するのに、大体10万個のウイルスが必要です。今回の新型コロナウイルスもおそらく100個ウイルスがあってやっと一個の細胞に感染するのだと思います。個体に感染するにはもっと大量のウイルスが必要です。たとえば、病原性のネココロナウイルスが感染するためには、感染性のウイルスが約1万個必要です。またウイルス粒子のすべてが感染性を有しているわけではないので、ウイルス（コピー数）はもっと多く必要です。

これまでの私の経験から、通常の感染ルートで感染する際のウイルス量の100分の1くらいにしておけば、新型コロナウイルスも感染はしないだろうと予測しました。しかし、この段階では、新型コロナウイルスの感染に必要なウイルス量は分かりませんでした。しかし、3月23日、興味深い論文が出されたのです。

唾液と咽頭におけるウイルス量はどちらが多いのかという議論がありました。唾液の方が多い、咽頭の方が多い、とも色々な意見がありましたが、大体似たり寄ったりだろうということになっていました。この論文に掲載されている唾液中のウイルスのグラフによれば、非常に振れ幅が大きいのですが、大体10日で100分の1になっていました。感染して急激に上がっていき、感染後4から6日目で発症し、発症したらウイルス量は徐々に下がっていくのです。そして、疫学データからわかっていることですが、発症日前1日か2日、それから発症後6日くらいの間しかウイルスは他の人に伝染りません。試験管内での試験でも、ウイルスがたくさんいる（コピー数が多い）にもかかわらず感染性のウイルスが分離ができない（検出できない）という論文もありました。結果的に100分の1になれば感染は成立しないだろう、という私の直感は当たっていたのです。

正しい恐れ方

通常の感染ルートでのウイルス暴露量を100分の1にすること、これを私は**「1／100作戦」**と名付けました。実はこれを達成するためにはそれほど大きな努力はいりません。お互いにマスクをする。目鼻口を触らない、手洗いを励行する。密な場所では定期的に換気する。これだけで実現できるのです。

空気感染は非常に誤解されているところがあります。私たちが昔から言っている空気感染は結核や麻疹のウイルスの感染ルートを指しています。このような空気感染は今回の新型コロナウイルスではまず起こりません。

飛沫感染あるいはマイクロ飛沫感染ということは新型コロナウイルスで起こりますが、部屋全体に蔓延して感染する、ということは起こりません。あくまでも近距離にしか感染しません。

したがって、新型コロナウイルスの感染を防ぐのは、容易です。お互いにマスクをして大きな声を出さない。目や口鼻を触らない。換気をよくする。これで達成できます。

ポイントは、このくらいのことであれば私たちはそれほどストレスなく守れる、ということです。これが守れるなら映画館を満員にしてもよいはずです。クラシックコンサートも安心して開催できます。

色々なところでソーシャルディスタンスなどと叫ばれています。喋らなければレジの前でソーシャルディスタンスなど保たなくても大丈夫です。換気さえしていれば、どんなに密な交通機関も安心です。

たとえアンラッキーに感染してしまったことがあったとしても、その人は非常に大変な思いをするかもしれませんが、公衆衛生上はそれほど大きな影響はありません。それよりもはるかに問題なのは、人々がゼロリスクを求めすぎて、ウイルスから100%逃れよう、ウイルスを0にしようとする発想が経済を殺してしまう、ということです。

私は日本経済に対しては悲観的です。悲観的なまま今後の10年20年を過ごしていくのだろうと思っていました。今回のコロナウイルスの件を見て、日本経済が頓死することはほぼほぼ確定したと思っています。未だに100分の1作戦が浸透しませんし、100分の1作戦で経済を回せということも一向に浸透しません。9月の決算の数字は悲惨なものでした。にも関わらずです。

それでも日本国民は自粛の罠に囚われ、このままの調子で春までいくだろうと私は見ています。しかし、春になると恐ろしいことが起こると思います。中小どころか大手の企業も潰れていく。もしかしたら地方銀行も潰れるかも知れません。連鎖倒産が一気に始まって顕在化する可能性もあります。これはもはや避けられないことかも知れません。しかし、こういうことを警告し続けた人間がいるということだけは覚えておいてほしいと思います。

ウイルスを完全にゼロにするのではなく、感染成立量以下にするということさえ求めていけば、ドアノブについているウイルスなども怖くはありません。公共機関などで感染が発生すると、物々しい格好で消毒薬を噴霧しています。感染に必要なウイルス量を考えればあんなことは必要ありません。1日から2日放置すれば、人に感染する量以下になります。

こういうことを多くの人はわかっていません。政治家の方たちも、行政の方たちもわかっていません。落胆するばかりである、というのが現時点での思いです。

第3章

免疫システムとその強靭化

京都大学大学院地球環境学堂教授　高野裕久

個体（個人）の免疫システムとは？

公衆免疫の基礎には、個体（個人）の免疫が存在します。そこで、まず、個人（我々一人一人の体の中）の免疫システムについて、わかりやすく概説します。

免疫（immunity）とは、疫病から免《まぬが》れる、病気から免れる、疫から免れる、という意味のラテン語「immunitus」を語源とします。最初は、異物、つまり、自分自身以外のものを認識して、撃退、排除するシステムである、と捉えられていました。例えば、ばい菌（細菌）、ウイルスなどがその対象の代表です。

この考え方が、最近では少し変わってきています。どういうことかと申しますと、自分自身に由来するものも含め、自分にとって危険なものが排除される対象となっています。リスクファクター（危険因子）を認識して、それを排除するシステムが免疫である、というふうに考えられているわけです。

また、免疫システムは、過去に侵入した危険なものを記憶しておいて、次回からは速やかにこれを排除しようというシステム、いわゆる、備えのシステムでもあるということもできます。

免疫系の組織はリンパ組織というものとほぼ同義と考えていただいて差し支えないかと思います。免疫に関連する細胞が集まっているようなところが免疫系の組織です。

これには、中枢のリンパ組織というところと末梢のリンパ組織というところがあります。中枢のリンパ組織とは、免疫の細胞が生まれ、発達するような場所です。骨髄や胸腺がそれにあたります。

そして、免疫の細胞が実際に働くところが末梢のリンパ組織です。いわゆるリンパ腺、リンパ節とか、喉にある扁桃《へんとう》といったところがそれに該当します。

免疫を司る細胞には色々な種類があります。要するに、病気を免れるためには、非常に多種多様な細胞が働いているということでもあります。なくてはならない細胞たちなのです。

免疫を担当する細胞たち

人の血液を遠心分離機で分離すると、下のほうに赤い塊ができ、上のほうに黄色っぽく透明な液体があるのがわかります。上にある液体が血漿《けっしょう》や血清と言われる部分で、その下の赤い部分が血球の成分です。

なぜここが赤いのかという話なのですが、酸素を運ぶ赤い色をした赤血球がほとんどを占め

免疫（担当）細胞

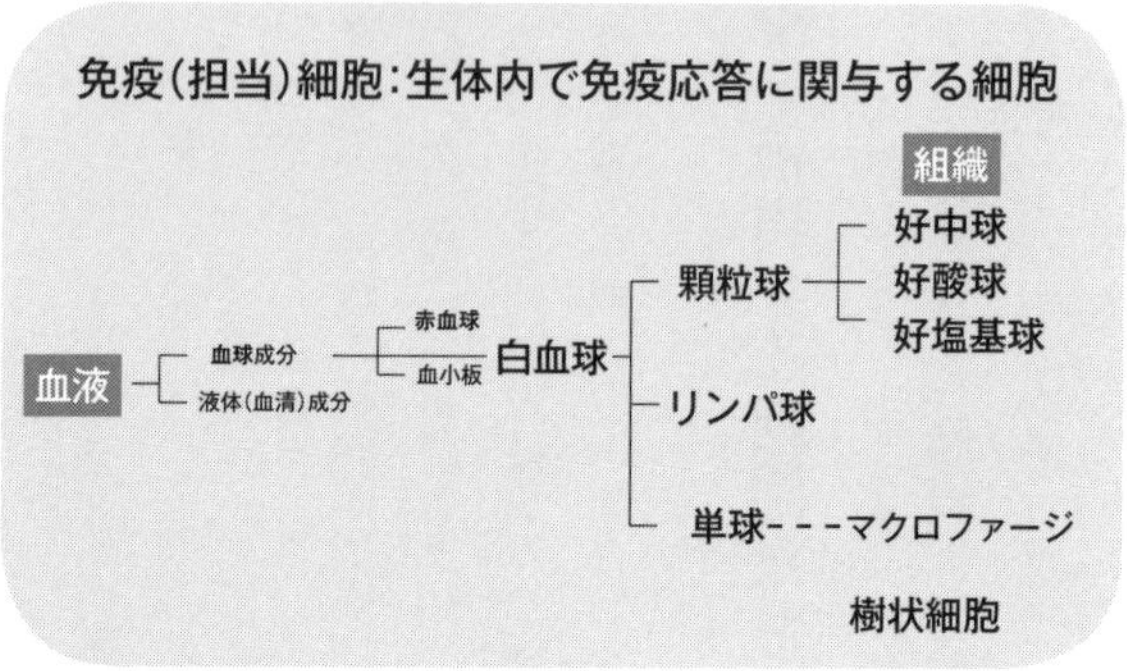

図3-1　免疫（担当）細胞

ているからです。ではあるにせよ、なかには白血球や血を止める働きを持つ血小板も含まれています。そしてこの白血球の中に、免疫の中で重要な役割を担う細胞がたくさんあります。

重要な細胞とは、顆粒球《かりゅうきゅう》という細胞やリンパ球という細胞、単球といった細胞です。これらの細胞は、何か事が起こると、血液中から組織に出て行って生体防御（自分の体を守ること）のために働きます。

顆粒球の中には、たくさんの顆粒という成分が含まれ、この顆粒の中身の違いにより、好中球、好酸球、好塩基球に分けられます。リンパ球にも色々な種類があり、これについては後述します。

単球は、組織でいうと、マクロファージが一番有名です。樹状細胞という細胞もあります。

失礼な言い方なのですが、マクロファージは一番原始的な細胞といえるかもしれません。色々なものを貪食す

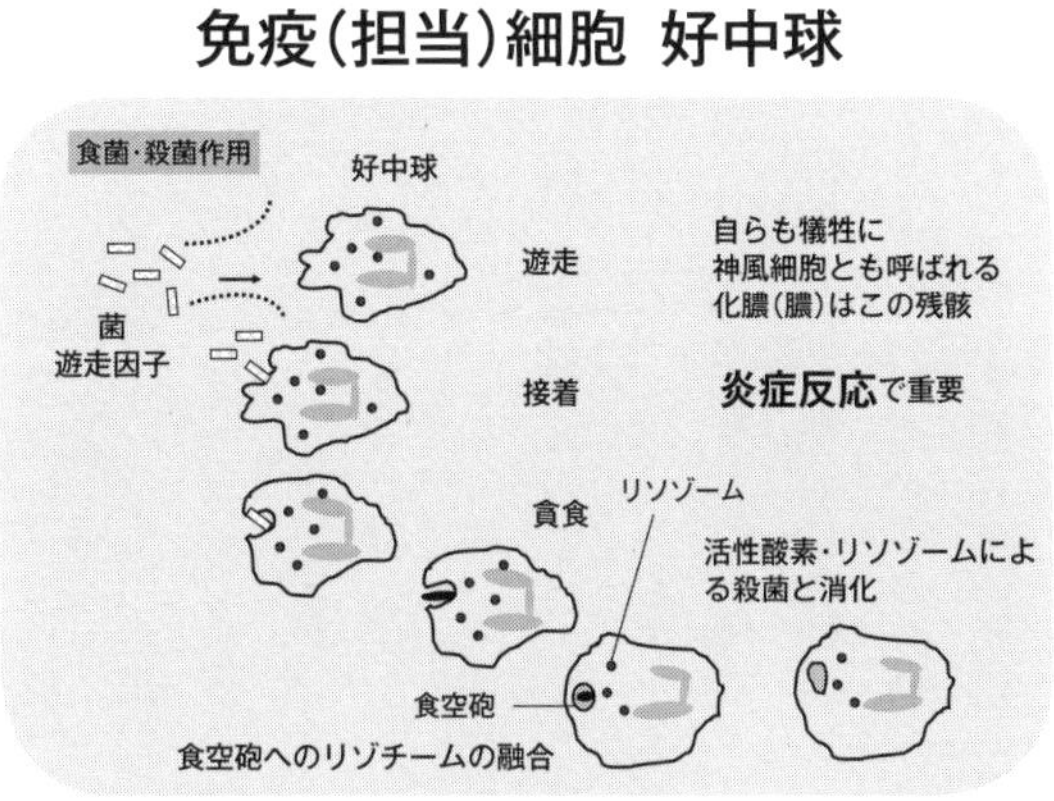

図3-2　免疫（担当）細胞　好中球

る、つまり、むしゃむしゃ食べてしまう細胞です。アメーバをイメージしていただくとわかりやすいと思います。微生物や危険物が体に入ってきた時にそれを食べて消化する、いわゆる第一線の生体防御、自己防御を行うのが単球、マクロファージという細胞です。電子顕微鏡で見てみると、自分の体よりも細長く固い繊維を食べてしまったマクロファージが土星のような姿で見つかることもあります。

　マクロファージの他にも、ものを食べることで処理する細胞があります。例えば好中球という顆粒球の一種は、細胞質の中に、分葉と表現される馬《ば》蹄形《ていけい》やひん曲がって少し形が変わったような姿をした核を持ち、この細胞質の中に色々な顆粒を持っています。顆粒球という名前の由来です。この顆粒の種類によって、好中球、好酸球、好塩基球というふうに分けられているわけです。

　例えば、ばい菌（細菌）などを処理するのに一番重要な細胞は好中球です。このタイプの細胞は、ばい菌(細菌)が入ってきたり、何かが侵入してきたりすると走り寄って行って(遊走して)、それらを接着して食い込んでしまい、自分の中(細胞質の中で)でリソゾームという酵素で消化してしまいます。活性酸素という、昔でいうオキシフルのようなものも出しています。

好中球は元々寿命も短く、自ら犠牲になりつつ菌などをやっつけるものですから、神風細胞、などという別称で呼ばれていたこともありました。例えば怪我をした後で化膿《かのう》してしまうというようなことがあると思いますが、膿《うみ》というのは白血球と菌の死骸であり、残骸です。炎症の反応においては、好中球は特に重要です。

同じく顆粒球の中に、好酸球というタイプの細胞があります。好酸球は寄生虫などの撃退に重要であると考えられています。ただし、アレルギーにおいて、こうした顆粒球が炎症を引き起こしてしまうという例もあります。

好塩基球も顆粒球の仲間ですが、顆粒の種類が違います。好塩基球は、寄生虫感染に重要な働きをしているのではないか考えられています。色々な物質を含む顆粒を持っており、好塩基球がこれらの顆粒を外に出してしまうと、色々な生体の反応や障害が起こってしまったり、炎症反応が起こってしまったりします。好塩基球やマスト細胞も後述のアレルギーと深く関わっています。

免疫（担当）細胞　単球・マクロファージ

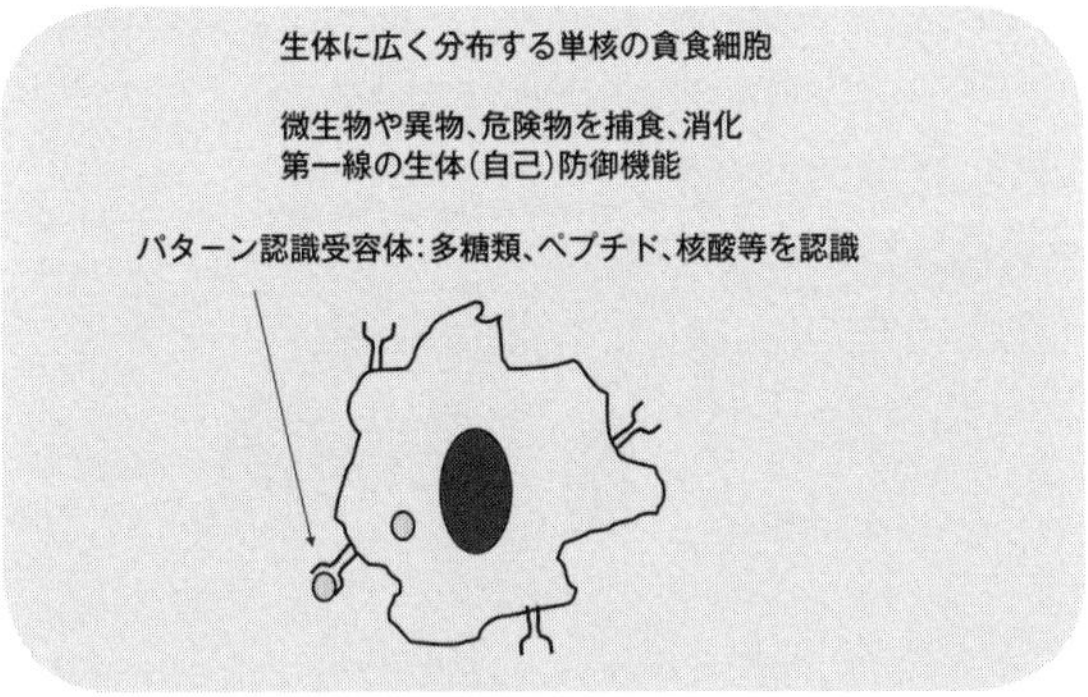
生体に広く分布する単核の貪食細胞
微生物や異物、危険物を捕食、消化
第一線の生体（自己）防御機能
パターン認識受容体：多糖類、ペプチド、核酸等を認識

図3-3　免疫（担当）細胞　単球・マクロファージ

自然免疫系の細胞マクロファージ

第一線の生体防御を担う細胞として、異物や危険なものを食べて消化してしまうマクロファージという貪食細胞のお話をしました。マクロファージは、どのように、異物や危険なものを食べるのでしょうか。

私たちは受容体と呼んでいるのですが、まず、口のような入り口部分があります。パターン認識受容体という受容体で、糖がたくさん並んだ多糖類と呼ばれるものや、ペプチドというタンパクの断片や核酸、遺伝子の断片などを認識してくっつけて食い込みます。

このパターン認識受容体を持つ細胞として、一番最初にあげなければいけないのがこのマクロファージ、そして、樹状細胞という、ちょっとトゲトゲした木の枝のような形状をした部分を持つ細胞です。

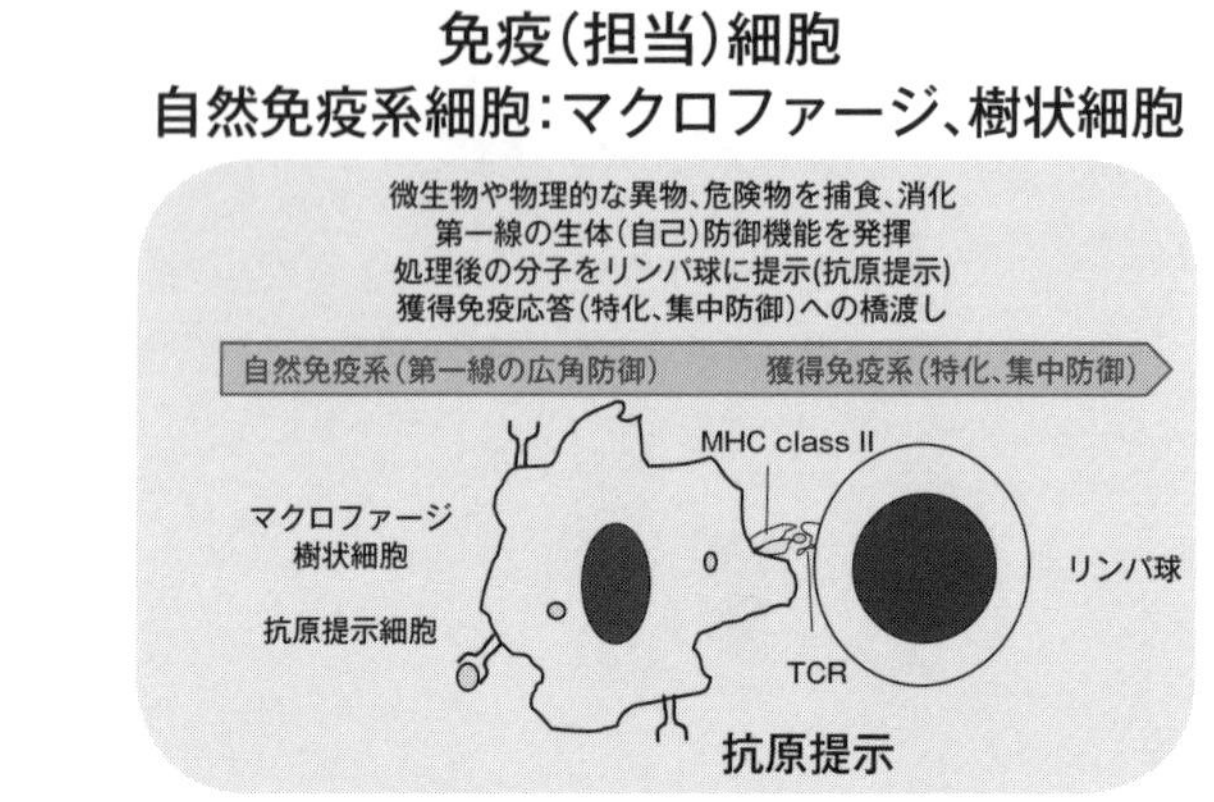
免疫(担当)細胞
自然免疫系細胞:マクロファージ、樹状細胞
微生物や物理的な異物、危険物を捕食、消化
第一線の生体(自己)防御機能を発揮
処理後の分子をリンパ球に提示(抗原提示)
獲得免疫応答(特化、集中防御)への橋渡し
自然免疫系(第一線の広角防御)
獲得免疫系(特化、集中防御)
MHC class II
マクロファージ
樹状細胞
抗原提示細胞
リンパ球
TCR
抗原提示

図3-4　免疫（担当）細胞　自然免疫系細胞：マクロファージ、樹状細胞

マクロファージと樹状細胞は、いわゆる「自然免疫系」に関係する細胞です。細菌やカビ、ウイルスの成分でもある、多糖類やペプチドや核酸などを認識します。

パターン認識受容体にはたくさんの種類があります。有名なものだけを挙げると、トルライクレセプター（Toll-like receptor：ＴＬＲ）というものがあります。それぞれにナンバリングがしてあり、1番や2番などは細菌のリポタンパク質を認識し、4番は細菌の毒素、7番はウイルスのＲＮＡ、9番はウイルスのＤＮＡや細菌のＤＮＡを認識します。

また、デクチンというものがあり、カビの多糖などを認識するとされています。認識して食い込んだ後には、様々な分子が活性化されます。例えばＮＦκ―Ｂという分子があるのですが、この分子が活性化されると、サイトカインというタンパク質が結果的に出されることになり、生体防御に機能するとともに、残念ながら炎症の反応も起こしてしまうことにもなります。

サイトカインとは？

サイトカイン（cytokine）に関してですが、サイトは細胞、カインは作動因子という意味です。細胞を動かす因子ということで、細胞間の伝達物質です。ある細胞が産生するタンパク質で、様々な種類が存在します。

サイトカインは、非常に薄い濃度でもそのタンパクに対する受容体（レセプター）を持った細胞に働いて、受容体を持った細胞の増殖（増えること）や分化（機能が発達したり発現したりすること）に重要な働きを持つという特徴を持っています。

適度に出ていれば生体防御に重要なものということになるのですが、サイトカインが不適切に、過度に産生されすぎてしまうと病気の原因にもなることがあります。その一番の代表がサイトカインストームというもので、最近、話題になっています。サイトカインストームによって多臓器不全や血液の凝固異常などが起こってくるわけです。

マクロファージや樹状細胞といった自然免疫系の細胞は、まず一つ、第一線の生体防御機能、自己防御機能を発揮するというたいへん大事な役目を持っていますが、もう一つ、非常に

免疫（担当）細胞
自然免疫系細胞：マクロファージ、樹状細胞

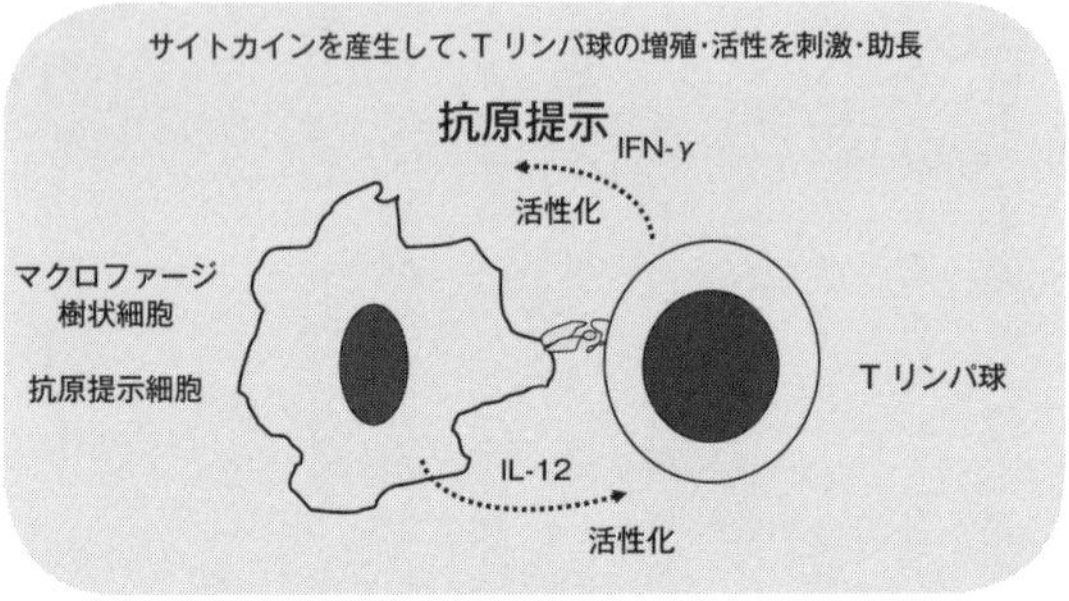

図3-5　免疫（担当）細胞　自然免疫系細胞：マクロファージ、樹状細胞

重要な働きがあります。私たちは「提示」と呼ぶのですが、処理した分子をもう一回細胞の外に出して、「こいつはどうも処理を仕切れなかった」、あるいは、「悪いやつだからこいつだけはなんとかしてほしい」という情報をリンパ球という細胞に伝えるのです。「自然免疫系」という第一線の広角防御から、「獲得免疫系」という特化、集中防御へと架け橋をかける場所になるわけです。

この悪いものを提示するという現象は、「抗原提示」と呼ばれています。ここに、自然免疫系から獲得免疫系への接点があるということになります。そういう意味でもマクロファージと樹状細胞は非常に重要です。マクロファージとリンパ球は、お互いにサイトカインを出し合って両者を元気にし合う、というようなことも行っています。

獲得免疫系の細胞

では、獲得免疫系の細胞にはどんなに細胞があるのでしょうか。ここでは簡単にリンパ球のごく一部だけを説明しておきたいと思います。

獲得免疫系の細胞には、効果を発揮するエフェクター細胞と、その効果を発揮する細胞を補助するヘルパーの細胞があります。ヘルパー細胞は文字通り効果を発揮する細胞の手助けをします。

そして、ごくごく簡単に一部の代表だけをお話しすると、効果を発揮するエフェクター細胞には、自らが作用を発揮するタイプと、ミサイル・抗体を作って生体防御を行うタイプがあります。

現在、もっと色々な細胞が存在することがわかってきているのですが、もちろんここではすべてお話しできないので、このあたりの細胞だけをかいつまんで説明していきたいと思います。

先述した抗原提示細胞から、「抗原について、こいつは悪いやつだからなんとかして！」という情報を得たTヘルパー0細胞（Th0）といった細胞が考えられているのですが、この細

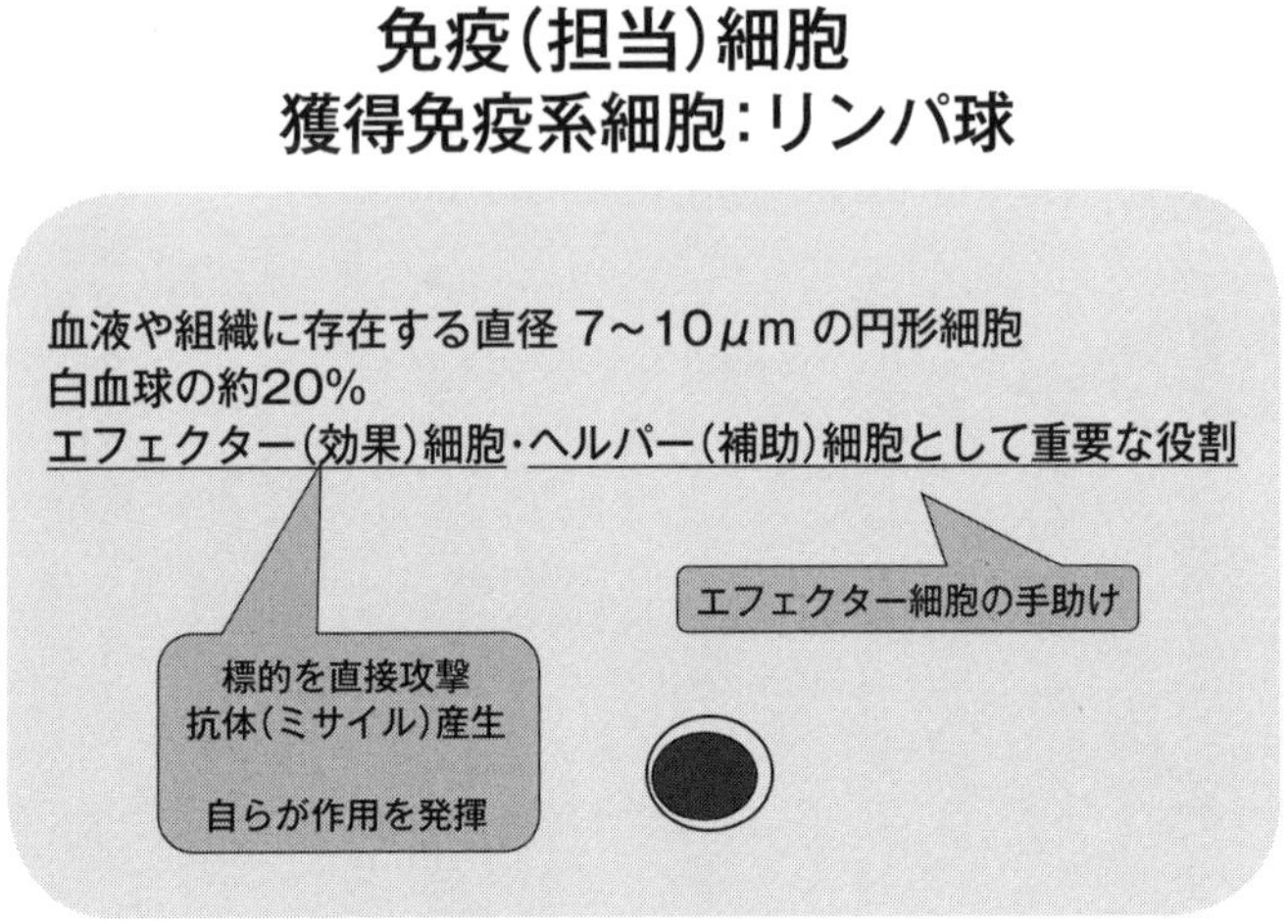
免疫(担当)細胞
獲得免疫系細胞:リンパ球
血液や組織に存在する直径 7～10μm の円形細胞
白血球の約20%
エフェクター(効果)細胞・ヘルパー(補助)細胞として重要な役割
エフェクター細胞の手助け
標的を直接攻撃
抗体(ミサイル)産生
自らが作用を発揮

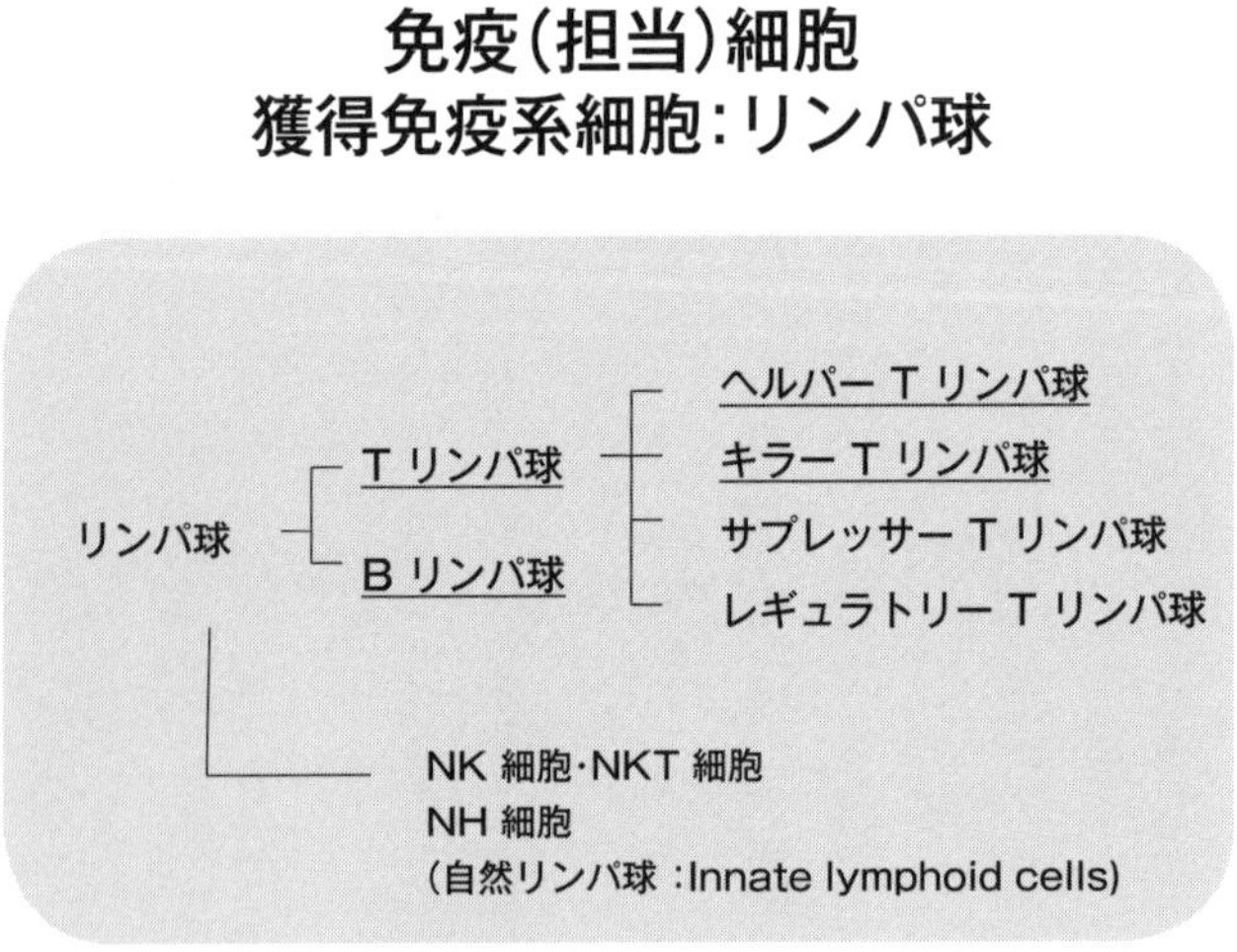
免疫(担当)細胞
獲得免疫系細胞:リンパ球
リンパ球
T リンパ球
B リンパ球
ヘルパー T リンパ球
キラー T リンパ球
サプレッサー T リンパ球
レギュラトリー T リンパ球
NK 細胞・NKT 細胞
NH 細胞
(自然リンパ球 :Innate lymphoid cells)

図3－6　免疫（担当）細胞　獲得免疫系細胞：リンパ球

胞は、抗原の種類、あるいは、量などによって幾つかのタイプの細胞にわかれて育っていきます。

その代表がTヘルパー1型（Th1）、Tヘルパー2型（Th2）という細胞です。出すサインのタンパクの種類が違うのです。例えばTヘルパー1型は、インターロイキン（IL）2やインターフェロンガンマを産生します。Tヘルパー2型はインターロイキン（IL）の3、4、5、6、10などというサイトカインを作り出します。

ちなみにTh1とTh2というのは、結構、拮抗し合っていることがあります。実験的に最も有名なのは、BCGを打つとTh1が元気になるということがわかっています。BCGを打った人はアレルギーが軽くなるのではないかという説があります。その根拠の一つに、このTh1がBCGによって強くなることで、いわゆるアレルギーに重要なTh2が逆に抑えられてアレルギーが軽減する、といった考え方があるのです。

こういった、Thの1型と2型のバランスも色々な病気の成り立ちの中では重要になってきます。Th1は抗体とともに実は非常に重要な働きを演じているのです。先述したマクロファージや樹状細胞、また抗原提示細胞がTh0という細胞に状況を伝えた時に、「わかりました、こいつをなんとかするにはTh1っていうのが効果的です」という判断が下り、Th1というものをどんどん元気に増やしていくこともあるのです。

免疫（担当）細胞
獲得免疫系細胞：ヘルパーTリンパ球

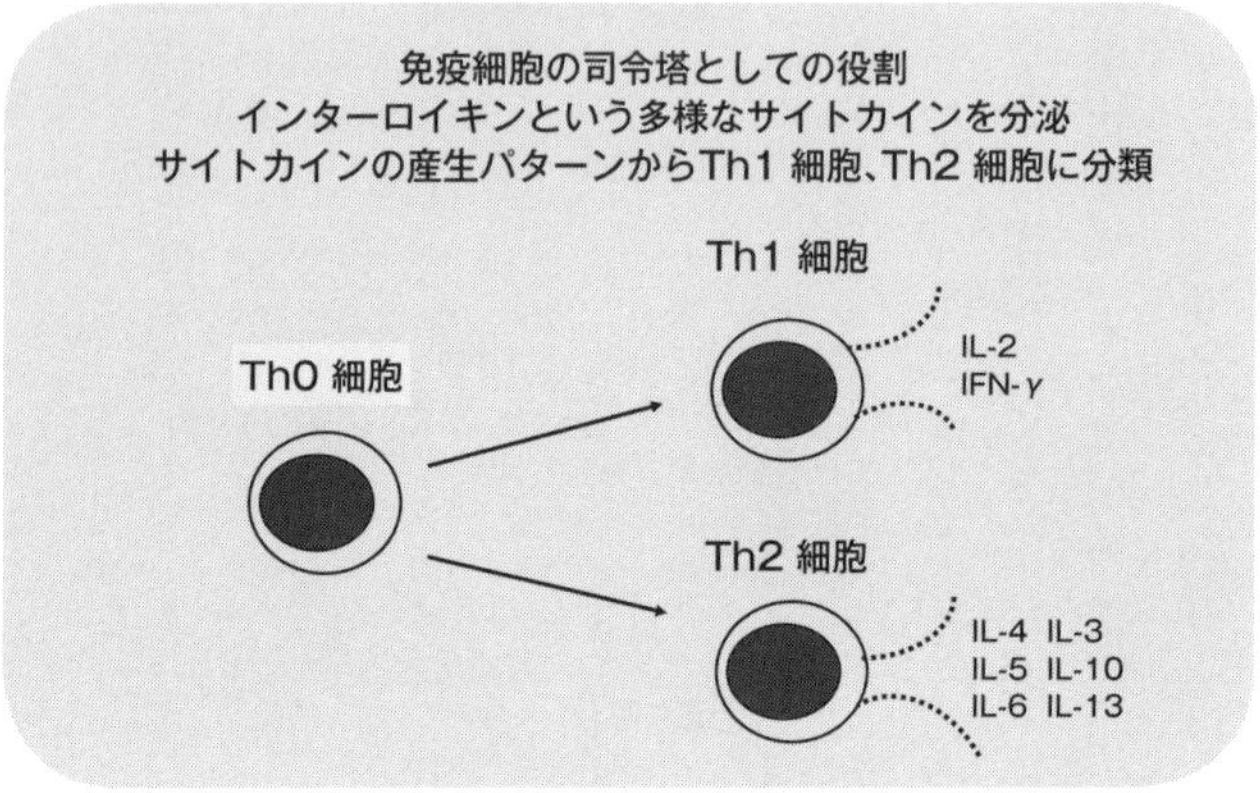

免疫細胞の司令塔としての役割
インターロイキンという多様なサイトカインを分泌
サイトカインの産生パターンからTh1 細胞、Th2 細胞に分類
Th0 細胞
Th1 細胞
IL-2
IFN-γ
Th2 細胞
IL-4 IL-3
IL-5 IL-10
IL-6 IL-13

免疫（担当）細胞
獲得免疫系細胞：ヘルパーTリンパ球

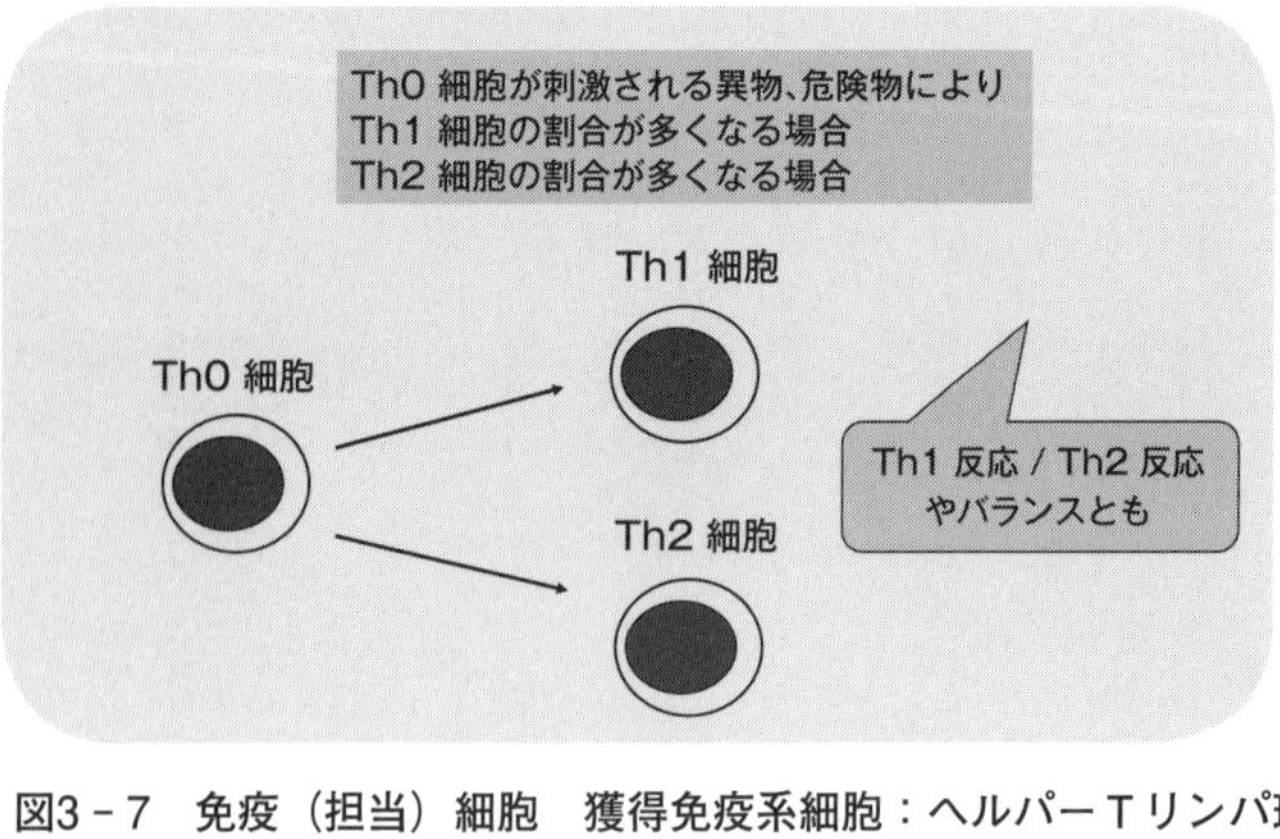

Th0 細胞が刺激される異物、危険物により
Th1 細胞の割合が多くなる場合
Th2 細胞の割合が多くなる場合
Th0 細胞
Th1 細胞
Th2 細胞
Th1 反応 / Th2 反応
やバランスとも

図3－7　免疫（担当）細胞　獲得免疫系細胞：ヘルパーＴリンパ球

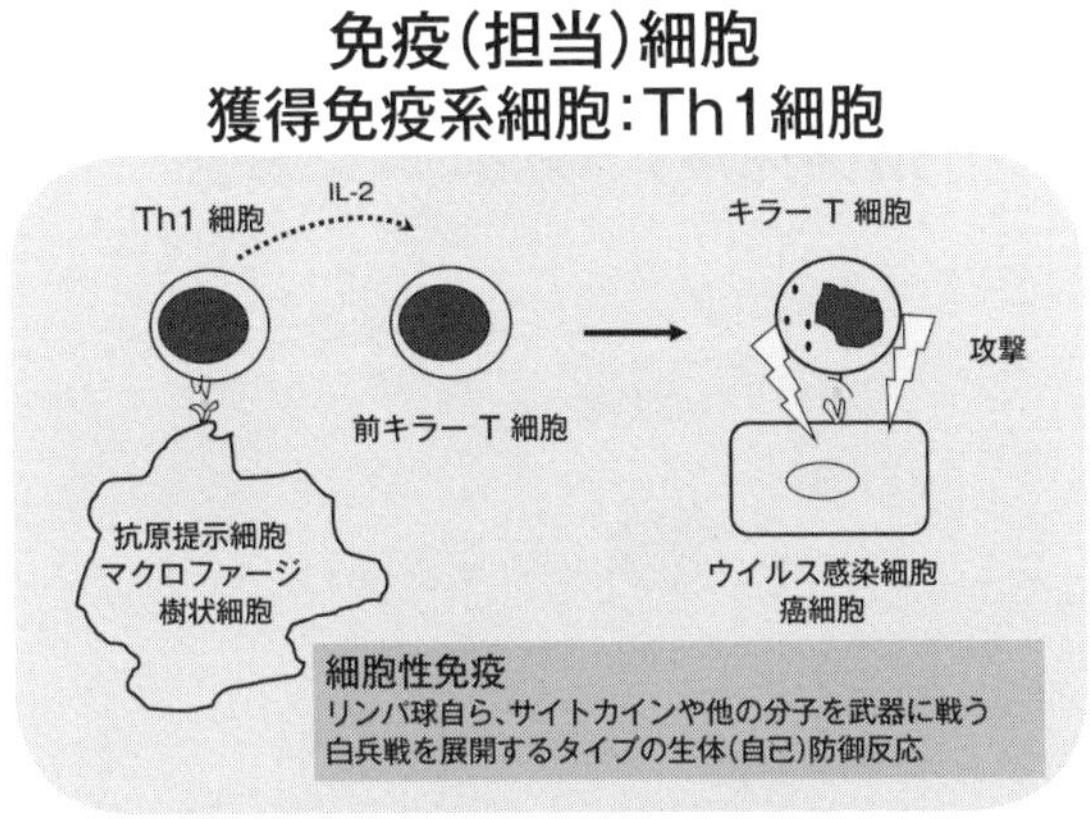

図3－8　免疫（担当）細胞　獲得免疫系細胞：Ｔｈ１細胞

Ｔｈ１は、キラーＴ細胞というものに変わっていきます。キラーＴ細胞は、抗原を認識する細胞です。例えばウイルスの抗原を認識した場合には、ウイルスが感染した細胞の膜の表面に出ているウイルスを認識して、このウイルスと細胞をやっつけてしまいます。

細胞自体がサイトカインや他の分子を武器にして戦うというわけです。白兵戦を展開するタイプの生体防御、自己防御反応なのです。がん細胞などをやっつける場合にもこの免疫が使われていくことになります。

Ｔｈ２細胞はＴｈ１細胞とは異なるタイプのサイトカインを出します。これらのサイトカインは、Ｂ細胞というまた別のタイプのリンパ球を元気にし、増やします。Ｂ細胞やそれに由来する形質細胞という細胞は、遠隔地に到達するミサイルともいえる抗体を作り出します。そして、抗体は、血液を介して飛んでいきます。このミサイルによって異物や危険物を攻撃しましょうというタイ

免疫(担当)細胞
獲得免疫系細胞:Th2細胞

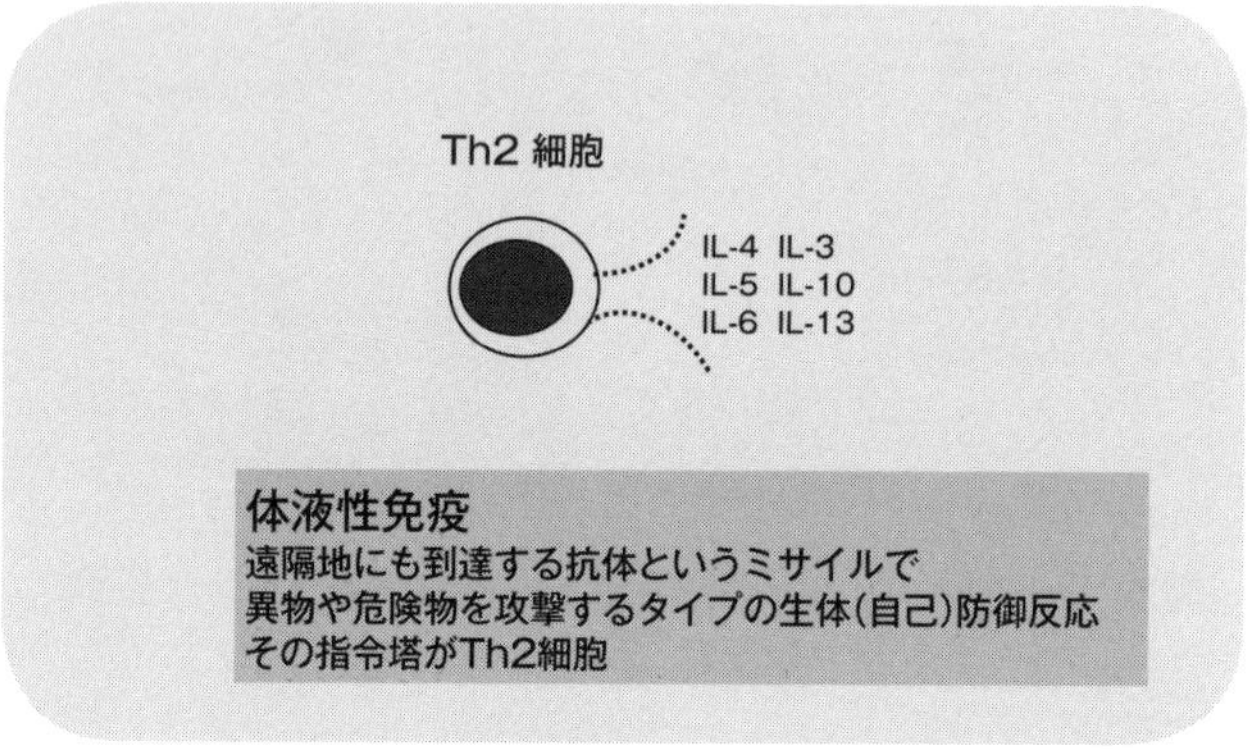

免疫(担当)細胞
獲得免疫系細胞:Th2細胞

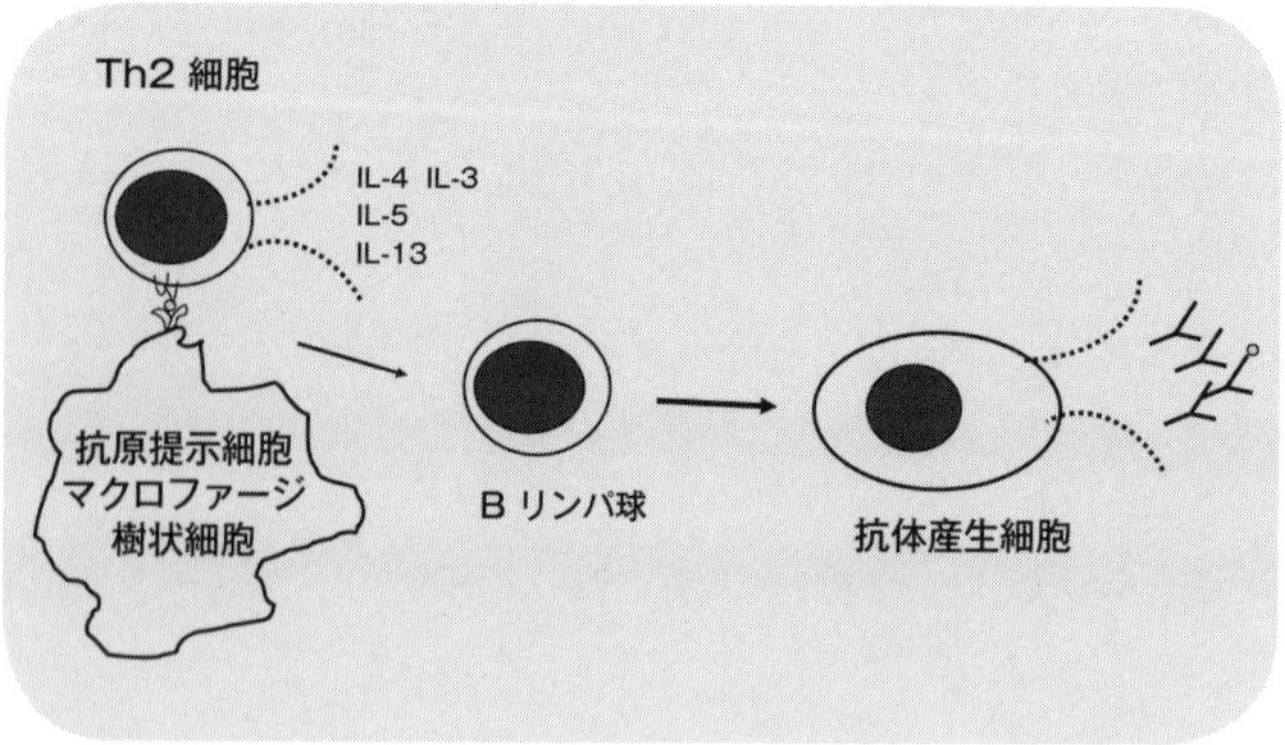

図3－9　免疫（担当）細胞　獲得免疫系細胞：Ｔｈ２細胞

免疫（担当）細胞
獲得免疫系細胞：Bリンパ球

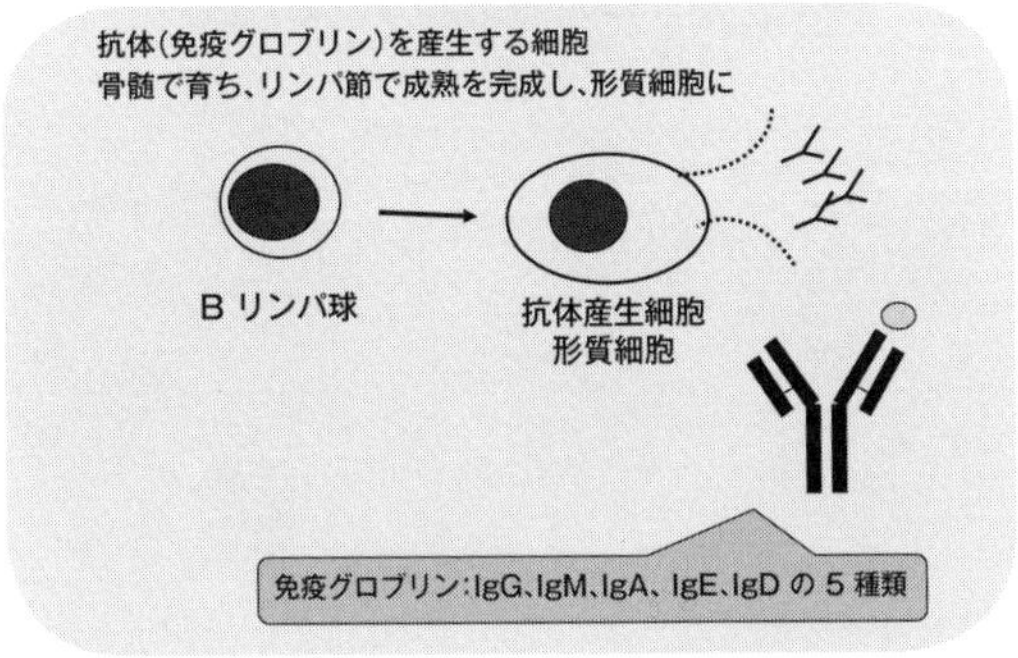
抗体（免疫グロブリン）を産生する細胞
骨髄で育ち、リンパ節で成熟を完成し、形質細胞に
B リンパ球
抗体産生細胞
形質細胞
免疫グロブリン：IgG、IgM、IgA、IgE、IgD の 5 種類

図3－10　免疫（担当）細胞　獲得免疫系細胞：Bリンパ球

プの生体防御、自己防御反応になります。

インターロイキン（IL）の特に4というものが作用すると、B細胞という抗体を作るための細胞がどんどん発達して元気に増えていき、形質細胞という、抗体を作る細胞に変わっていきます。この抗体というものがミサイルとして体中に飛んで行くことになるわけです。

ちなみにこの抗体の中には、免疫グロブリン（Ig）のIgG、IgM、IgA、IgE、IgDの5種類があります。ばい菌やウイルスが体に入った場合には、IgMがまず先にできて、次にIgGが出てくることが一般的です。

アレルギーについて

病気の成り立ちに免疫反応がどんなふうに関わるのか、あるいは病気に対する防御に免疫反応がどんなふう

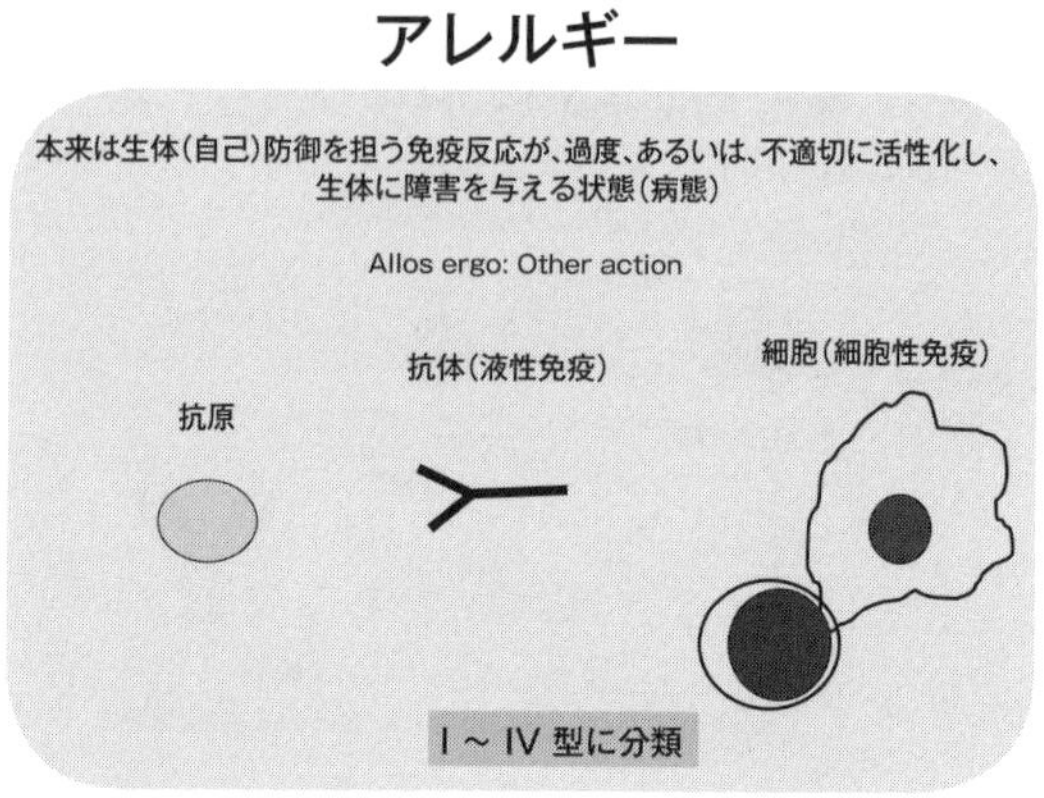
アレルギー
本来は生体(自己)防御を担う免疫反応が、過度、あるいは、不適切に活性化し、
生体に障害を与える状態(病態)
Allos ergo: Other action
抗原
抗体(液性免疫)
細胞(細胞性免疫)
I ~ IV 型に分類

図3－11　アレルギー

に関わるのか、それについては、アレルギーのことを知っておくとわかりやすいでしょう。

免疫反応というのは、本来、生体防御、自己防御を行うためにあります。ただし、サイトカインストームと一緒ですが、過度あるいは不適切に活性化すると病気になってしまい、自分自身を障害（傷つけて）してしまうことがあります。この代表がアレルギーです。

アレルギーはラテン語でAllos ergo、英語でother actionの意味になります。「違った作用が出てしまう」というような意味の言葉です。

抗原があり、抗体があり、細胞があって、結果的には、一般的にI型からⅣ型に分類されるタイプのアレルギーが出てきます。ちなみに、抗体が働く免疫は血液を介すので液性（体液性）免疫と呼ばれ、細胞が関わる免疫は細胞性免疫と呼ばれています。

一般の方々が、例えば臨床医に「あなたはアレルギー

Ⅰ型　アレルギー
（アナフィラキシー型 / 即時型）

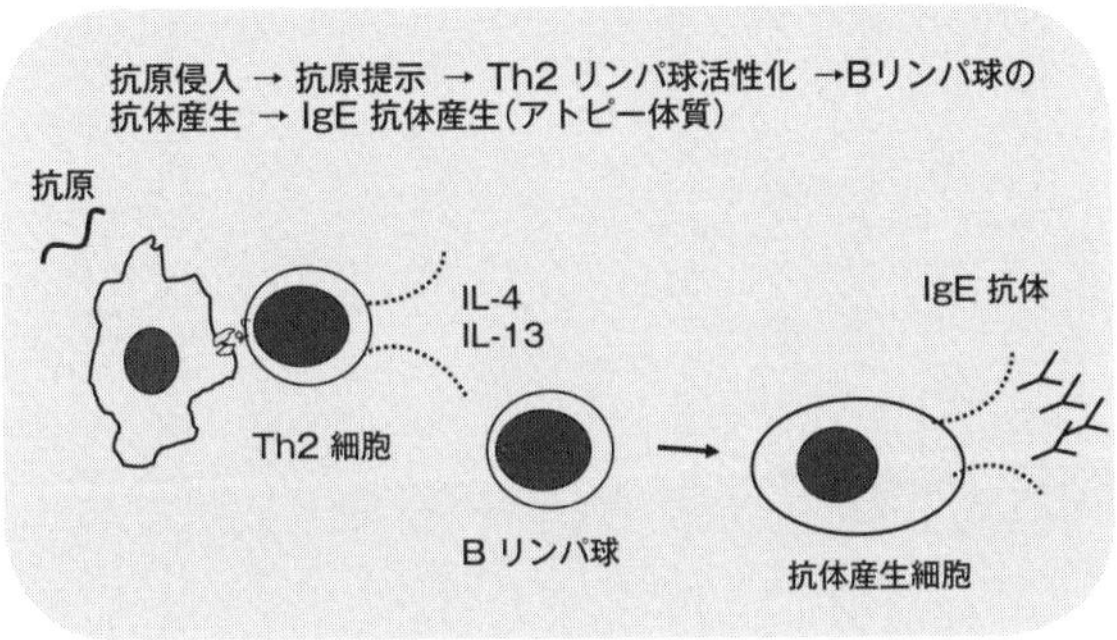
抗原侵入 → 抗原提示 → Th2 リンパ球活性化 →Bリンパ球の
抗体産生 → IgE 抗体産生（アトピー体質）
抗原
IL-4
IL-13
Th2 細胞
IgE 抗体
B リンパ球
抗体産生細胞

Ⅰ型　アレルギー
（アナフィラキシー型 / 即時型）

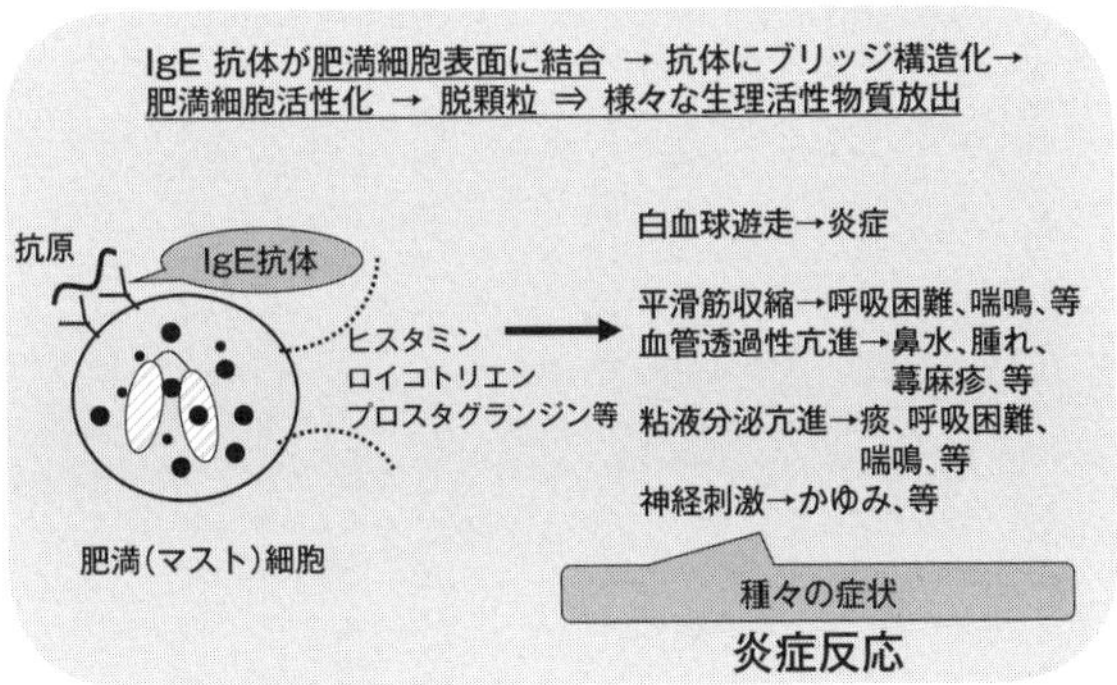
IgE 抗体が肥満細胞表面に結合 → 抗体にブリッジ構造化→
肥満細胞活性化 → 脱顆粒 ⇒ 様々な生理活性物質放出
抗原
IgE抗体
ヒスタミン
ロイコトリエン
プロスタグランジン等
肥満（マスト）細胞
白血球遊走→炎症
平滑筋収縮→呼吸困難、喘鳴、等
血管透過性亢進→鼻水、腫れ、
蕁麻疹、等
粘液分泌亢進→痰、呼吸困難、
喘鳴、等
神経刺激→かゆみ、等
種々の症状
炎症反応

図3－12　Ⅰ型 アレルギー

ですね」と言われるような際、多くの場合、花粉症や喘息、蕁麻疹《じんましん》などがその代表だと思いますが、これがI型のアレルギーで、アナフィラキシー型というものです。

このI型のアレルギーに関してはIgEというタイプの抗体が重要な役割を演じています。抗原が入ってきて抗原提示細胞がそれを処理して「こいつは悪いやつですからなんとかしてください」と言ってリンパ球に信号を渡します。そうすると、このI型アレルギーの場合、インターロイキン（IL）4や5、13といったタンパク質がいっぱい出てきてどんどん抗体が産生されます。そしてこの時に、IgE抗体というタイプの抗体が出やすい形で反応が進んでいきます。

このIgE抗体には、ある特徴があります。実は体の中には結構少ないのですが、好塩基球や肥満細胞といった細胞がIgEを付けやすいレセプターを持っているのです。そして、例えば肥満細胞の表面に罠を作って抗原を待つような形になっています。ここに抗原が入ってきます。例えば花粉が入ってきて、このIgEとくっつきます。IgEにくっつくとブリッジ構造というものが起こり、形の変化が起こり、細胞の中に活性化のシグナル（信号）が伝わってしまい、肥満細胞という細胞の中に元々たくさんあった顆粒から色々なものが出されてくるのです。

出される物質の中で一番有名なものがヒスタミンです。いわゆるくしゃみ、鼻水、鼻づまり

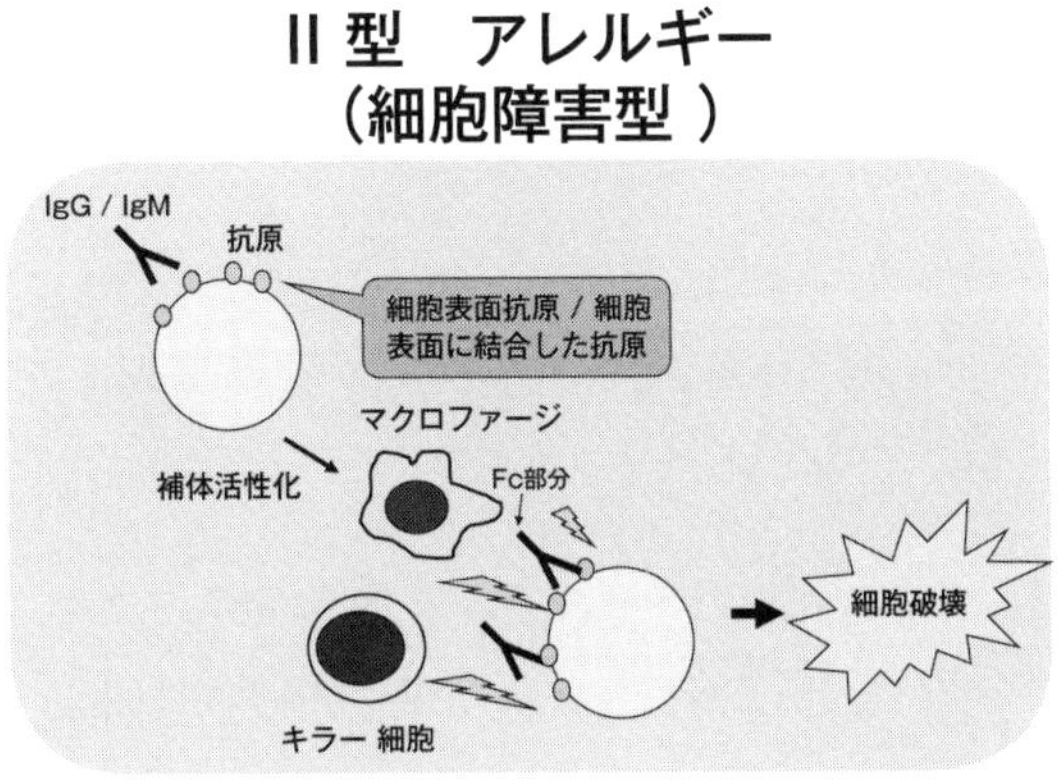

図3－13　Ⅱ型 アレルギー

の原因物質です。こういった物質が出てきて、様々な症状を出してくるわけです。また、他にも、炎症の元になるような物質を出してきます。このI型が一般的なアレルギーです。

Ⅱ型のアレルギーは、細胞膜に結合したIgGとかIgMという抗体によって出てくる病気で、溶血性貧血という病気などがこの型のアレルギーの代表例です。細胞の膜の上に抗原があった時、それに対する抗体がくっついてしまうことで起こります。

抗体のFC部分というのですが、お尻のような部分を認識する受容体をマクロファージなどが持っており、抗体がくっついた細胞の膜をマクロファージなどがやっつけてしまうというアレルギーがⅡ型です。

Ⅲ型のアレルギーは、抗原・抗体複合体、免疫複合体というものが、細胞膜とか基底膜という膜に沈着することによって起こります。一般的にはIgG抗体で起こる

Ⅲ型　アレルギー（免疫複合体型）

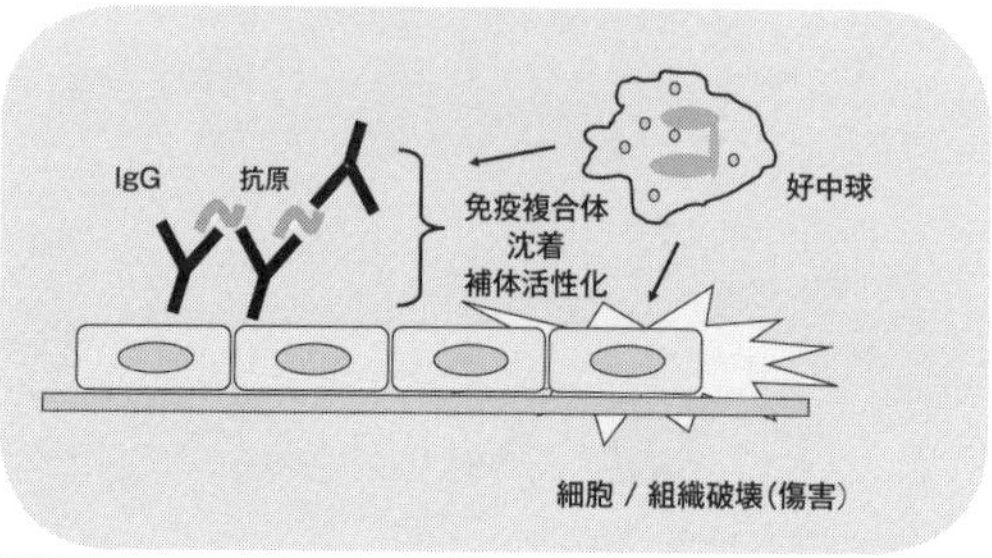

図3－14　Ⅲ型 アレルギー

のですが、抗原と抗体がくっついたものが体中を回っていて、例えば関節の膜や肺、腎臓の基底膜というような膜にくっつくことがあります。

そうすると、抗原と抗体の複合物というのが補体というまた別のタンパク質を活性化してしまい、こうしたものができることによって好中球などが寄ってきて、残念ながら自分の体を攻撃して病気になってしまう。これがⅢ型のアレルギーです。リウマチなどはこれが関わっていることがあります。

Ⅳ型のアレルギーはいわゆる細胞性の免疫で、抗体は関与しないタイプです。抗体が関与しないというのはどういうことかというと、いわゆるTヘルパー1型（Th1）がキラーT細胞になって、元々抗原を持っているような細胞や組織などを攻撃してしまう、ということが典型です。細胞自らが攻撃してしまうというタイプの免疫です。

Ⅳ型　アレルギー
（細胞免疫型／遅延型）

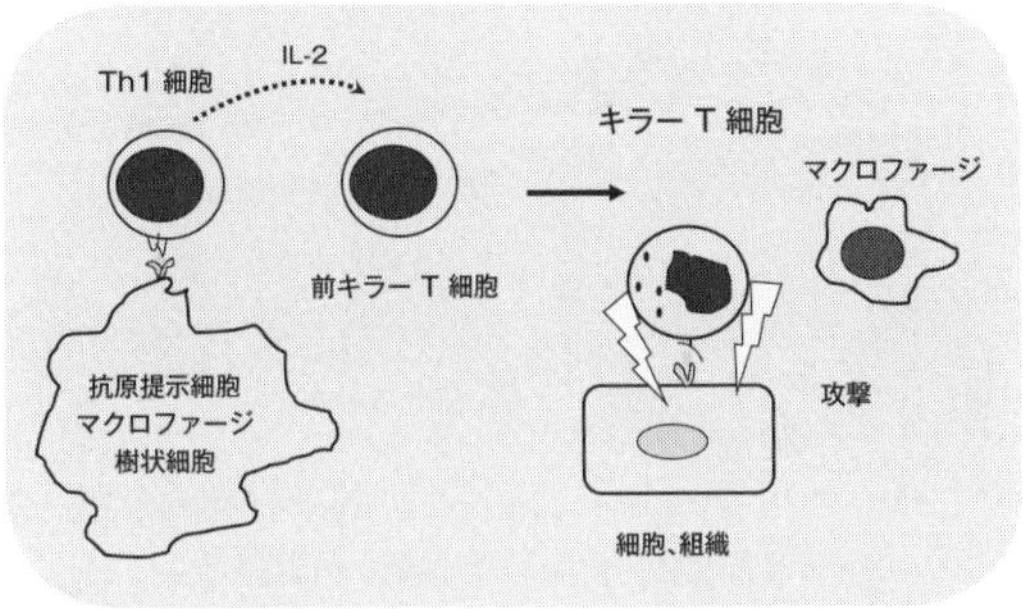

図3－15　Ⅳ型 アレルギー

こうお話ししていくとⅠ型・Ⅱ型・Ⅲ型・Ⅳ型で全く別個に病気が起こっているように見えてしまいますが、例えばⅡ型とⅣ型が混在しているようなタイプなどの複合型ももちろん存在します。

新型コロナウイルス感染症と免疫

新型コロナウイルス感染症とそれに対する免疫については、いわゆる医学的な免疫というだけではなく、免疫の本来の意味である「疫を免れる」、「病気を免れる」という意味の免疫も少し入れてお話ししましょう。

「SARS―CoV-2」という新型コロナウイルスの成り立ちの中で一番特徴的なのは、やはり外側にあるスパイク（S）タンパクという部分です。この新型コロナウイルス感染症「COVID-19」では、風邪や肺炎、あるいは嗅覚障害、味覚障害などの症状が起こります。しかし、多

新型コロナウイルスとは？

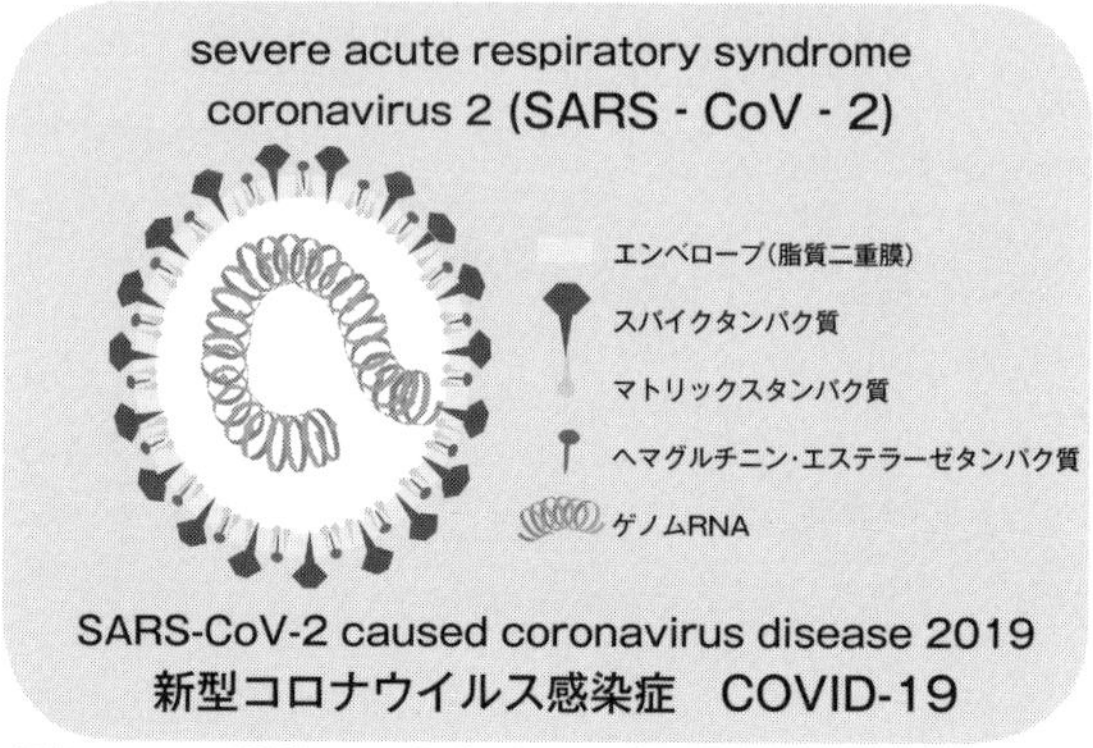

図3－16　新型コロナウイルスとは？

くの患者さんは無症状です。

半数以上、かなりの感染者が無症状である可能性が、研究論文からも類推されます。ウイルスが侵入して増殖し、2日から14日ほどの潜伏期をもって発症します。

そして、炎症が起こります。炎症が起こっているということは、ここで免疫系が働いているということです。自然免疫、細胞性免疫系、液性免疫系が一応すべて働いていると予想されます。現在、抗体があるかないかということが話題になり液性免疫の話だけがクローズアップされがちなのですが、やはり他の免疫も大切ですよという論文もだんだん出てきています。

免疫が働いているとしても、ウイルスが増殖してしまう、あるいは免疫の反応による炎症の反応が強くなってしまうと、いわゆる肺の呼吸不全などを起こしてしまいます。また、サイトカインが出すぎてしまうと、いわゆるサイトカインストームという状況を起こして、多臓器

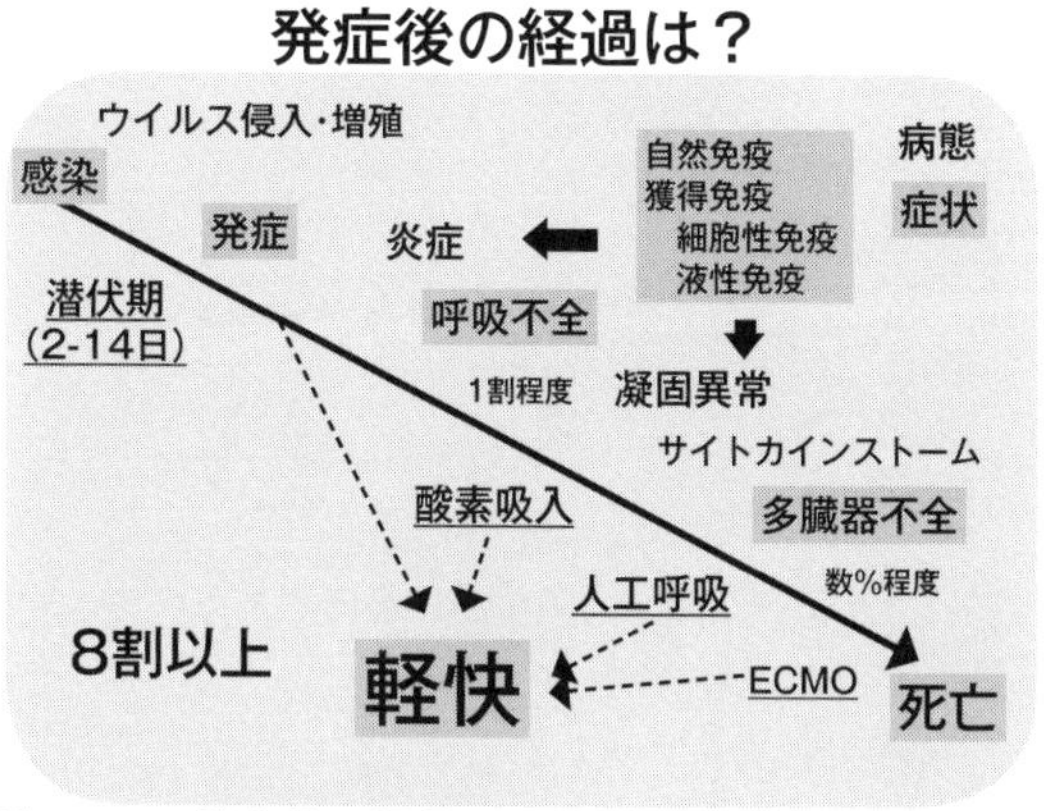

図3－17　発症後の経過は？

不全や凝固異常といった病態を起こしてしまいます。

ほとんどの患者さんは病気から軽快しますが、やはり中には重い病態に陥ってしまう人もあるということになります。重症化しやすいのが特定のタイプの人であるというのも新型コロナウイルス感染症の非常に大きな特徴です。高齢者が重症化する例が圧倒的に多く、それから循環器疾患、肥満も含めた生活習慣病といった部類の病気を持っている方たちが重症化しやすいと言われています。

感染経路については飛沫と接触、そしてエアロゾルもありうるか　といったところです。エアロゾル感染については、限定された条件下ではないとは言い切れない、と考えられます。一般の方々は飛沫とエアロゾルとは、何か全く違うものだと考えておられるかもしれません。これは、何のことはない、粒子の大きさの違いです。私は元々ＰＭ10とかＰＭ２・５、そしてナノ粒子の研究者でもありますが、飛沫とエアロゾルの違いとは結局粒子の大きさの違いです。

くしゃみをすると、花粉くらいの20ミクロンとか30ミクロンの大きい粒子はすぐ落ちてしまいますが、細い粒子も当然出ているわけで、そういった粒子は遠くまで飛びやすい、ということです。ただし、これも、その場に長時間いなければ問題ありません。小さい粒子であればあるほど結局は容量・ボリュームが小さいからです。重量が小さく、中に含まれている粒子（ウイルス）の量は非常に少ないと考えられます。

一般の方は、「ウイルスというものは、触ってしまったら、あるいはどこかにくっついてしまったら、どこからでも簡単に入っていくんじゃないの？」と思いがちです。そうではなく、特定の細胞の膜の上にある、特定の受容体を介して侵入していくのです。私は、この点の理解がとても重要だと思います。

体内侵入においては、ＡＣＥ２とＴＭＰＲＳＳ２といったタンパク質が重要になります。スパイクタンパクとくっつく部分が鍵と鍵穴の関係になります。

一般の生活においても、鍵を鍵穴に入れただけではドアは開きません。鍵を回してドアを押すことによって中に入れるわけです。鍵がスパイクタンパク、ＡＣＥ２が鍵穴、そして、鍵穴の鍵を回してドアを開ける力をもっているのがＴＭＰＲＳＳ２であると考えていただくと理解しやすいでしょう。

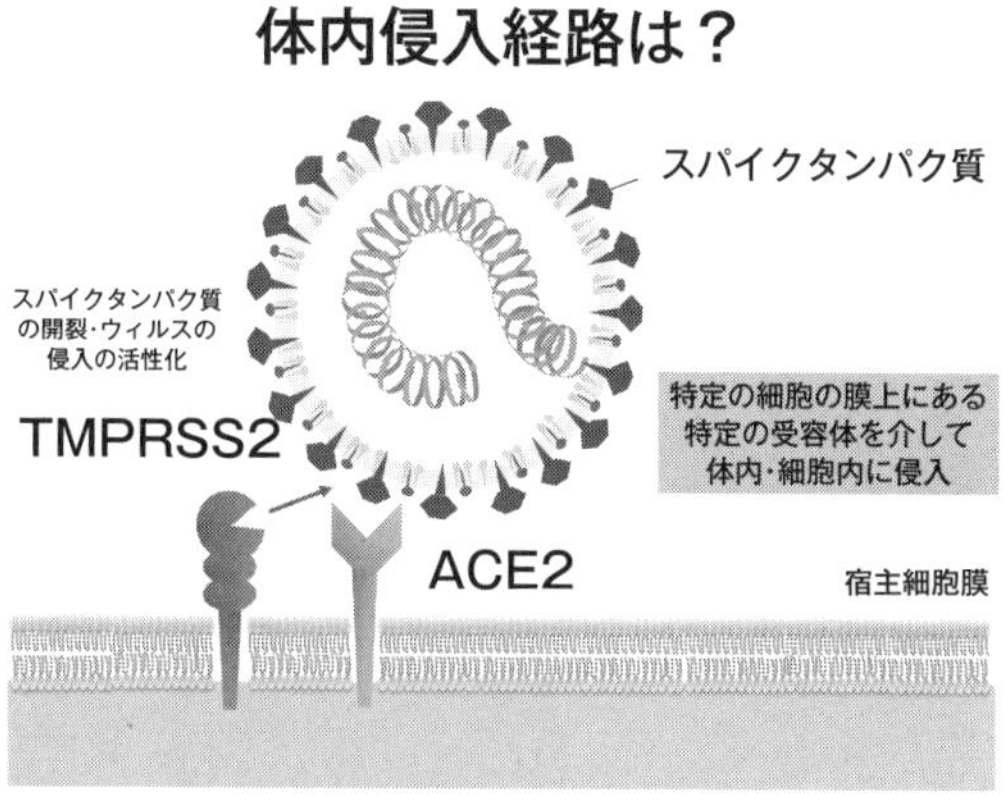

図3－18　体内侵入経路は？

主に、ＡＣＥ２とＴＭＰＲＳＳ２の２つのタンパクが働くことによってウイルスが体、細胞の中に入ると考えられています。サーキュレーションリサーチというジャーナルに載っている論文（Circ Res 2020;126、1456-1474）では、ＡＣＥ２は体の中の結構色々なところに発現していますよ、と説明されています。最近では、舌にもあることが報告されています。

例えば脳の症状や血管炎、血管に炎症を起こす川崎病に似たような症状などが出るということは、つまり、こういったところにもウイルスの入り口があるということからも説明しやすいわけです。腎臓などもやられてしまうというのは、そこにウイルスの入り口があるということで、ウイルスがそこに入ってしまって病気を起こすと考えられることになります。

「まず体の中に入る部位」という観点から考えると、やはり重要なのは「目」の部分です。それから鼻咽頭（鼻やのど）、口や舌の部分と腸管の胃腸の部分です。すなわち、目・鼻・口が重要です。入り口として弱い部分を重点的に守ることが重要だと言えるでしょう。

子供は軽症で終わることが多いというような報告があります。ある論文には、年齢がだんだん上になるにつれＡＣＥ２という分子の発現がどういうふうに変わっていくか書かれています。子供の方がＡＣＥ２の発現が少ないという報告です。要するに入り口として脆弱《ぜいじゃく》な部分が少ないと、この病気にかかりにくいということがあるのではないかという議論がなされているわけです。

ウイルスの体内侵入を防ぐには

強《し》いて言えば肺などにも配慮していかなければいけないのですが、ウイルスの体内侵入を防ぐには体の表面でＡＣＥ２がある目・鼻・口が特に重要です。

基本的な対策というのは、いわゆる三密を避けるということになるでしょう。そして、洗浄・消毒です。言うまでもないことですが、接触対策として手を洗う、目・鼻・口を触らない、食器やコップを共有しない、ということが重要です。私は個人的に、舌を介した感染もかなり起こっている可能性があるのではないかと考えています。発症の前から感染力があります

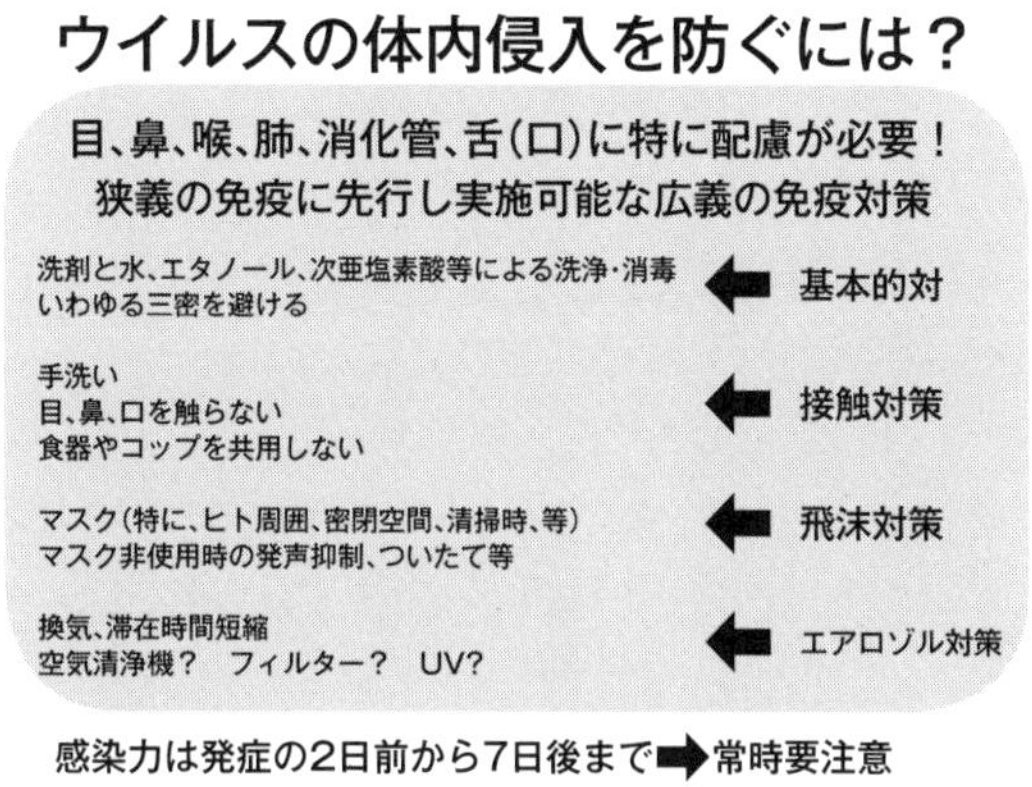

ウイルスの体内侵入を防ぐには？

目、鼻、喉、肺、消化管、舌（口）に特に配慮が必要！

狭義の免疫に先行し実施可能な広義の免疫対策

洗剤と水、エタノール、次亜塩素酸等による洗浄・消毒 いわゆる三密を避ける	← 基本的対
手洗い 目、鼻、口を触らない 食器やコップを共用しない	← 接触対策
マスク（特に、ヒト周囲、密閉空間、清掃時、等） マスク非使用時の発声抑制、ついたて等	← 飛沫対策
換気、滞在時間短縮 空気清浄機？　フィルター？　UV？	← エアロゾル対策

感染力は発症の2日前から7日後まで ➡ 常時要注意

図3－19

ので、残念ではありますが、こうした注意は常時しておかなければならないということになるでしょう。

飛沫対策としてはもちろんマスクや発声抑制ということがあります。エアロゾル対策としてはやはり換気を行い、滞在時間をなるべく短くすることが重要だとは思います。一応工学部にも在籍している身でもあり、空気清浄機やUV、つまり紫外線やフィルターなどがどれくらい有効なのかということを、実用化も含め、もう少し検討してみたいと考えています。

こういった実質的な研究は、なかなか論文にはなりにくいものです。インパクトファクターの高い雑誌には載りにくいかもしれませんが、本当にこういったものが効くかどうか実際にチェックするということが大変重要だろうということは申し上げておきたいと思います。

治療薬とワクチンについて

治療薬は、狭義の免疫に並行して実施可能な、広い意味での病気を免れる、病気の悪化を免れるための対策です。SARS-CoV-2という新型コロナウイルスに特化した薬は２０２０年９月の時点ではまだありません。ただし、ウイルスが中に入りにくい、あるいは増殖しにくくなるのではないかということで、他の病気に使われているレムデシビル（エボラ出血熱）やアビガン（新型インフルエンザ）、オルベスコ（喘息）、フサン（抗凝固）などが使われています。また、サイトカインストームを抑制しようということで、アクテムラやデキサメタゾンといった薬が使われていたりします。

この治療のターゲットは、もちろん、ウイルスの侵入、増殖を防ぐという目的が大きいわけです。他にも炎症、サイトカインストームを鎮める薬や、あまり表には出てきませんが抗凝固薬（血が固まるのを防ぐ薬）なども使われているのが実際のところです。

新たな治療薬、免疫グロブリンや抗体や核酸、あるいは、プロテアーゼに対しての阻害薬や新たなワクチンなどは検討されており、世界保健機関（ＷＨＯ）の２０２０年7月2日のまとめではワクチンが18種類、臨床試験に入っているという報告がありました。ただし、やはりこ

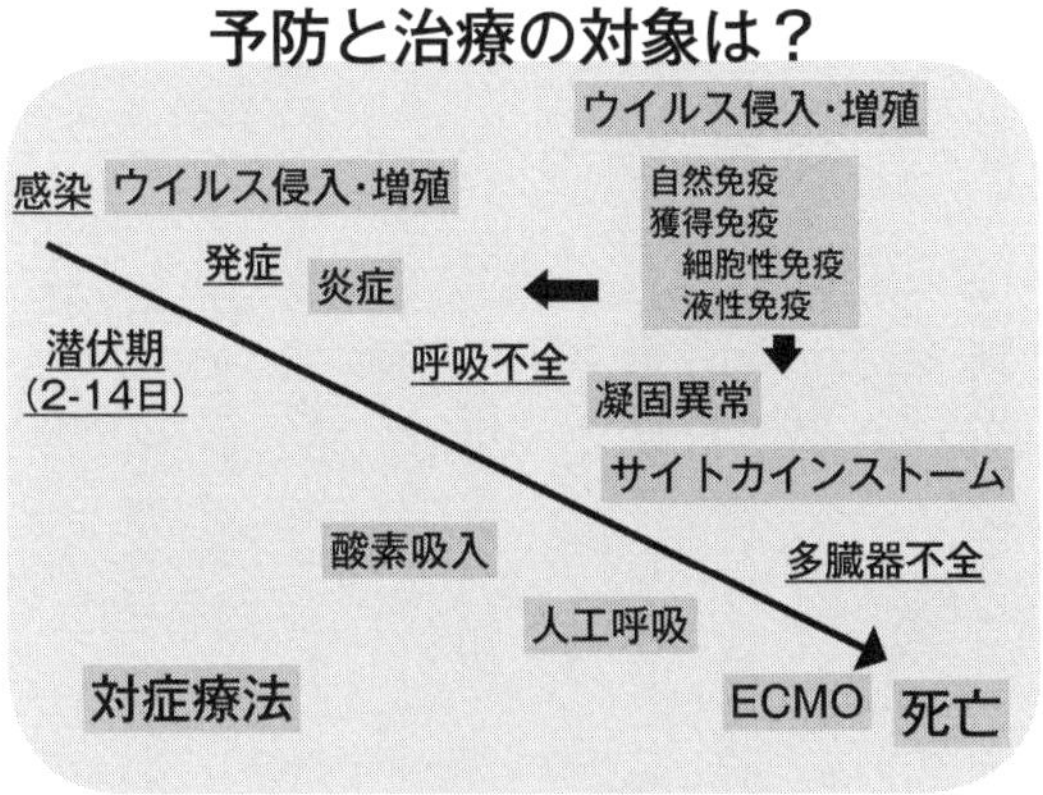

図3－20　既存の治療薬（治験薬）の現状

ここでの大きな問題は、有用性と共に安全性がどの程度担保されるのかがわからないということ、また、どれだけ大量にできるのか、いつできるのか、それがはっきりしていないということです。

ワクチンには副作用が起こる場合があり、なおかつ、中枢神経系の重い、元に戻らないような副作用が起こってくる場合があります。かかってしまっても軽く済む場合がほとんどであるような年齢の人にワクチンを積極的に接種するのが本当に良いのかどうか、これは絶対に今後議論しなければいけない問題です。本原稿を確認している際、新たなワクチンによる重大な副作用が出現し、臨床治験が一時中断されたとのニュースが全世界を駆け巡りました。このことも加筆しておきます。

人と社会を守るために

現在、新型コロナウイルスについては有効かつ安全な治療というのはありません。有効かつ安全な予防接種もありません。また、無症状の人や発症前の人からも感染はあり得ますので、完全な封じ込めができるわけではありません。

そうした現状では、死亡者、重症者を可能な限り少数に抑えるということが重要です。その一方、経済状態などの理由で、他の病気によって健康障害などを起こしてくる方、悪くする方も出てきます。そういった方々の障害を最小化する必要があります。

死亡者や重症者は高齢者と有疾患者（持病のある方）が圧倒的に多く、クラスターの発生の場所はいわゆる三密や接待を伴った飲食店を除けば、高齢者施設、介護施設や医療機関が圧倒的に多いわけです。故に、高齢者と有疾患者、及び、高齢者施設、介護施設や医療機関を最優先して守るということが重要です。

私は、予防的投薬という考え方を提言しています。広い意味での予防的な免疫対策となるだろうと考えています。

もちろん、既存の予防対策の徹底と、感染者の早期発見対策は重要です。こうした対策は当たり前のことなのですが、それでも残念ながらクラスターや感染者は出てしまいます。今回の予防的投薬は、高齢者施設、介護施設や医療機関で感染者が出た場合、重症化率、死亡率が高いことが予測される濃厚接触者に対し、何らかの対策を取らなくていいのだろうか、という考えに基づく、緊急的な提言になります。あくまでも、新型コロナウイルス感染症に脆弱な集団、特に、脆弱集団における濃厚接触者を対象としての限定的、集中的な予防的投薬の提案であることに、ご留意いただきたいと思います。

※この考え方のエッセンスは、集中治療・医学、予防医療・医学関連の英文学術誌にも掲載され、世界に発信されています（本章末参照）。

予防的投薬について

すでに新型コロナウイルス感染症の患者さんに対して実際に治療が開始されている薬がありま す。こういった薬剤を使って、病気の発症や進展を予防するという可能性はないだろうか、ということを考えてみる必要があるだろうと提案しているのです。

もちろん、予防的な投与薬剤は決して怖い薬であってはなりません。安全な薬でなければいけません。

開業医さんなどで、日常的な診療でもよく使われているような薬である必要があると思います。例えばある日、腹痛及び背部痛の患者さんが外来診療に来たとします。すぐに検査をする場合もありますが、「これはどうも潰瘍《かいよう》や膵炎《すいえん》が疑われますね。でもどちらか、今の段階ではまだ確定できません」という場合、潰瘍の薬と膵臓の薬を共に使うことが、日常の臨床の現場では、実際にあります。こういった疑いの診断の段階で既に使用されているような薬であれば、なお安全性が高いと考えられるわけです。また、風邪や痰《たん》などの症状に既に使用されている薬であればなおさらです。

また、ウイルスの体内、細胞内への侵入、あるいは、侵入経路に作用する薬がやはり非常に有用だろうと思います。それと共に、重症化しやすいと考えられている患者さんにも実際に日常的に使用されている薬がいいでしょう。例えば腎不全の方などに日常的に使われているような薬がいいのではないかということです。

新型コロナウイルス感染症の患者さんで、病気が進行した時に、色々な悪い事象が起こってくることを、私たちは「病態」と呼びます。そういった悪い事象、つまり、病態を抑制する作用も持てば尚更いいのではないかと考えています。

そして実際に、こういった薬は存在しています。ナファモスタットという薬で、すでに新型コロナウイルス感染症の患者さんに使われており、シクレソニドという薬も使われています。

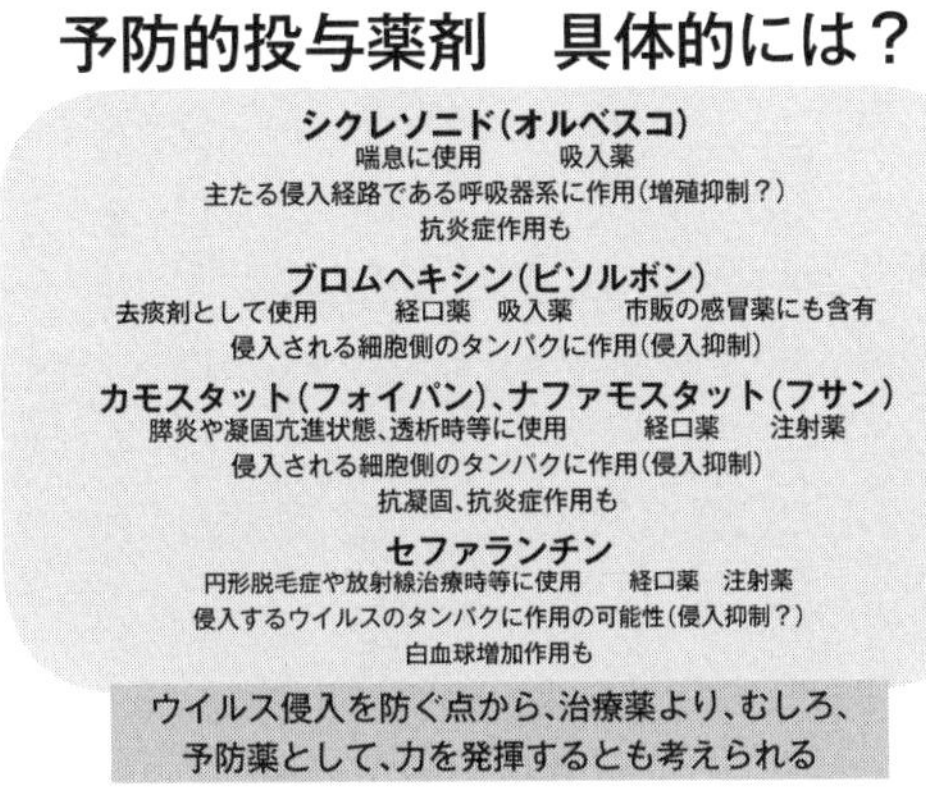
予防的投与薬剤　具体的には？
シクレソニド（オルベスコ）
喘息に使用　　吸入薬
主たる侵入経路である呼吸器系に作用（増殖抑制？）
抗炎症作用も
ブロムヘキシン（ビソルボン）
去痰剤として使用　　経口薬　吸入薬　　市販の感冒薬にも含有
侵入される細胞側のタンパクに作用（侵入抑制）
カモスタット（フォイパン）、ナファモスタット（フサン）
膵炎や凝固亢進状態、透析時等に使用　　経口薬　　注射薬
侵入される細胞側のタンパクに作用（侵入抑制）
抗凝固、抗炎症作用も
セファランチン
円形脱毛症や放射線治療時等に使用　　経口薬　注射薬
侵入するウイルスのタンパクに作用の可能性（侵入抑制？）
白血球増加作用も
ウイルス侵入を防ぐ点から、治療薬より、むしろ、
予防薬として、力を発揮するとも考えられる

図3－21　予防的投薬 具体的には？

ナファモスタットはTMPRSS2というタンパク質を抑制してウイルスが細胞の中に入るのを抑えます。シクレソニドという薬がどこに作用するのか、現時点でははっきりわかっていません。増殖を抑制するのではないかと言われていますが、まだ不明です。

しかしながら、これらの薬の良い点は、例えばシクレソニドには炎症を抑える、要するに悪い病態を抑える作用があるということです。それから、ナファモスタットや同じくTMPRSS2を抑制するカモスタットといった薬も、炎症を抑える作用や凝固を抑える作用などがあります。

セファランチンという薬は円形脱毛症や放射線治療時などに実際に使われています。

セファランチンは、日本では数十年前には結核の薬としても使用されていた長い歴史を持つ薬です。元々植物の成分でできており、ウイルスのSタンパクにちょうど

くっつきやすい形をしているのではないかとスーパーコンピュータが計算で弾き出しました。

この発表の後、ヒドロキシクロロキンとブロムヘキシンという薬の併用療法（二つの薬を用いた治療）が、ヒドロキシクロロキンの単独療法に比較し、集中治療、気管内挿管や人工呼吸が必要となる率と死亡率を下げるということ、すなわち、新型コロナウイルス感染症の重症化と死亡率を抑制することが英文の学術誌に報告されました。ブロムヘキシンは、開業医さんでも、痰のある患者さんによく使用されてきたことに加え、市販の総合感冒薬にさえ含まれていることもあるような安全性の高い薬です。ブロムヘキシンも、ＴＭＰＲＳＳ２を抑制することがわかっているのです。

予防薬のターゲットは、スパイクタンパクとＴＭＰＲＳＳ２ということになります。予防的投薬がうまくいけば、もちろん発症者を抑えることができるので、その後の重症者、あるいは、死亡者の数を低減することにつながる可能性があります。

脆弱な患者さんたちを守るという意味もありますが、そういった部分で大きいのはやはり医療です。医療を守らなければ、結局、なしくずし的に洪水が起こってしまいます。

予防的投薬は、こういった医療資源に関する人的、物的、経済的な消耗を低減することに役立つ可能性もあります。また、予防薬があるとなると、医療不安や恐怖感の低減にもつながる可能性もあります。濃厚接触が疑われ、かつ希望する方であれば投与を行っても良いという考

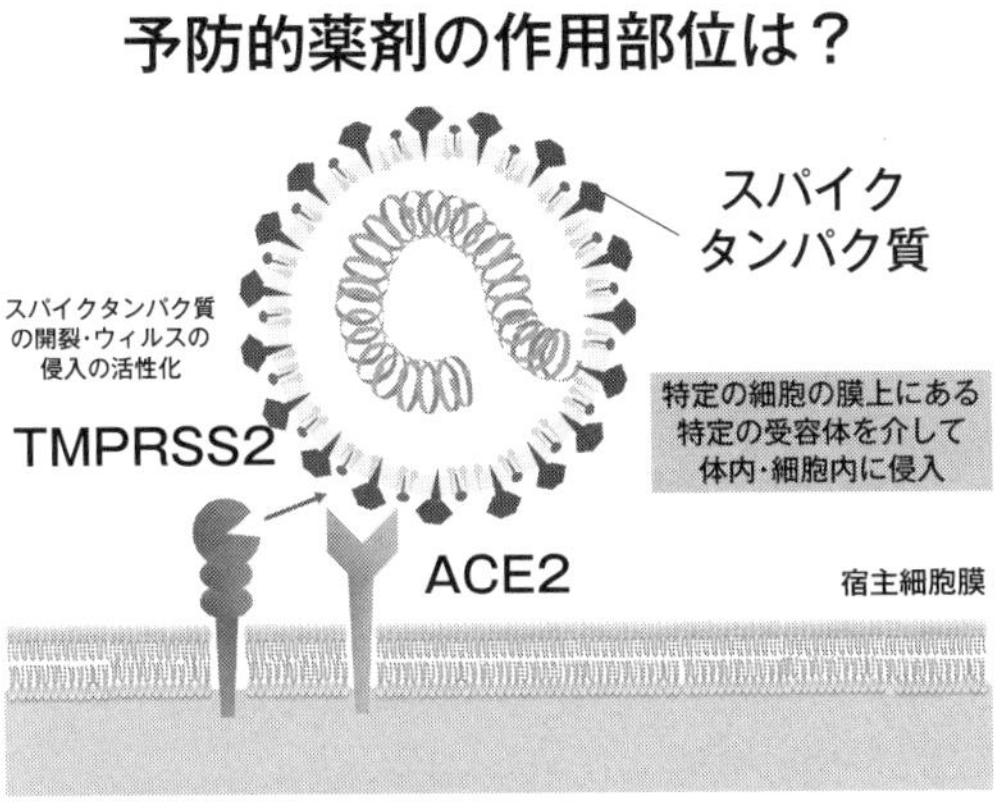

図3－22　予防的薬剤の作用部位は？

え方が認められれば、クラスター調査への協力などが得やすくなる可能性もあるのではないかとも思っています。

免疫システムの強靭化

免疫システムの強靭化については、まだまだこれから考えていかないといけません。ただし、狭い意味での免疫対策をして自然免疫及び獲得免疫を強くする可能性があるものはいくつか挙げられます。こういったことをやはりこれからさらに検討していく必要があるでしょう。

もう少し広い意味で考えれば、やはり、ウイルスが入る脆弱なスポットを守ることによって疫病を予防しましょう、防御をしましょう、という考え方があると思います。

こういった脆弱スポットを抑制しようという場合に

大気の汚染は呼吸器に、水・土壌の汚染は消化器につながっている

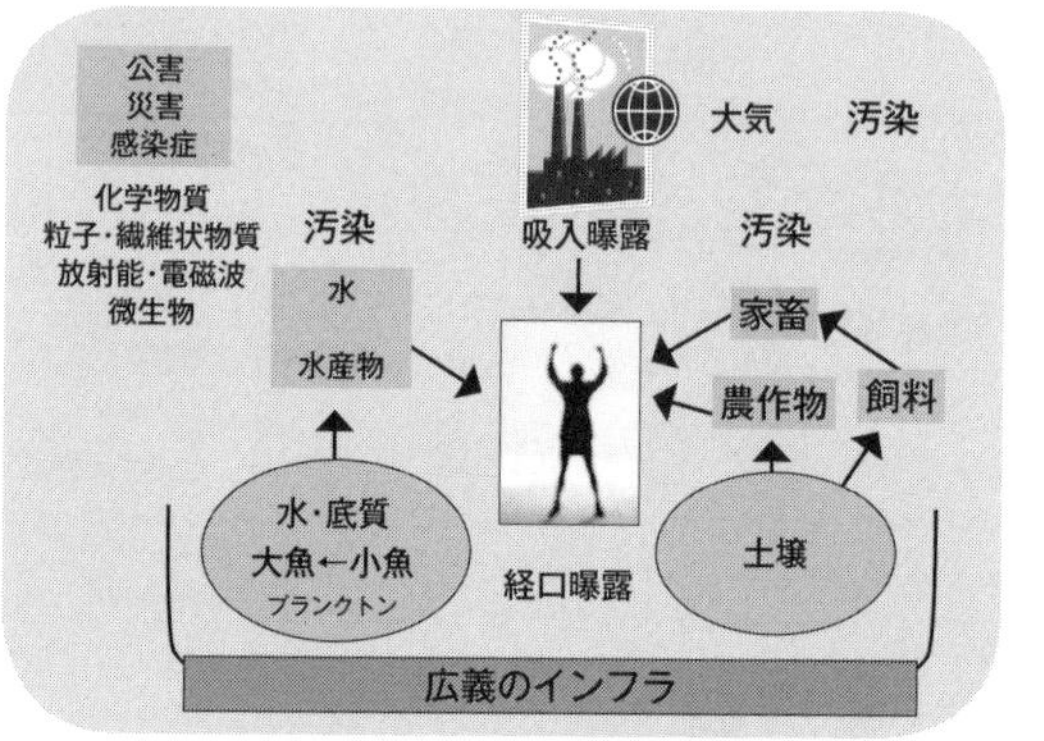

図3－23　大気の汚染は呼吸器に、水・土壌の汚染は消化器につながっている

は、もちろん新規薬剤の開発を加速するということが大事です。しかし、本当に安全性を担保しようと思えば、開発にはやはり数年はかかります。

すると、もうその病気がほとんど鎮まってきた時にようやく薬ができました、などということも考えられるわけです。既存の安全な薬の中からいかにして脆弱スポットを抑える可能性がある薬をスクリーニングするか、そのためのシステムを作るということも非常に重要ではないかと考えています。

私は元々、内科学とともに、環境医学、環境衛生学が専門です。環境汚染物質が体の中に入るときには、化学物質にしろ、微生物にしろ、空気、あるいは水、食べ物に混じって、肺、あるいは、口（消化管）から入ってきます。

ところが、この肺や口、消化管というものは、なんのことはない、空気につながっていますし、水につながっ

ていますし、土につながっています。体の中であって、実は外とつながっている部分なのです。つまり、広義のインフラとつながっているわけです。汚染物質や微生物などによる病気を防ぐためには、我々が生きてゆく基盤となるインフラをきちんとしなければ「疫を免れること」にはつながりません。

個体の免疫だけはなく、社会の免疫、公衆の免疫のシステムはやはり重要なのです。個人の免疫システムの強靭化に加えて、社会の免疫システムの強靭化が病気を免れるためには不可欠と言えるでしょう。

そして、社会や公衆免疫の強靭化のためには、医学的な免疫システムの強靭化とともに医療システムの強靭化を考えなければいけません。環境学的な面から考えると、リスク管理も重要です。どのようなリスクがあるのか？　どちらのリスクがより危ないのか？　それらに対する評価や対策は？　というような視点です。

ゼロリスクはあり得ません。それも一つではなく、無限とまでは言いませんが非常に多数のリスクがあります。日本人の悪いところの一つだと思いますが、マスコミが一つのリスクを出してくると、もうそれだけが心配で、そのリスクだけをなんとかしようと考えがちです。他のリスクを考えずに目をつぶってしまうところがあると思うのですが、リスクは他にもたくさんあるわけです。

そういった複数あるリスクをいかに管理していくかということを強靭化していく必要もあるでしょう。もちろん、経済社会のインフラシステムを強靭化する、国土システムを強靭化する必要もあります。

個体の免疫から社会・公衆免疫の強靭化に繋げるところに、私たちの役目、使命はあるのだろうと思っています。

※参照文献

Sagawa T, Inoue KI, Takano H. Crit Care. 2020;24(1):511.doi: 10.1186/s13054-020-03235-4.

Sagawa T, Inoue KI, Takano H. Preventive Medicine 2020;141:106280 DOI:https://doi.org/10.1016/j.ypmed.2020.106280Reference:YPMED 106280

第4章

【特別寄稿】

コロナとの共存、今後における課題

～ノーベル医学生理学賞学者からの提言

京都大学高等研究院副院長／特別教授　本庶佑

共存のための当面の課題

今回の新型コロナウイルスは、インフルエンザウイルスやＨＩＶウイルスと同じく、「ＤＮＡ」ではなく「ＲＮＡ」を遺伝子に持つウイルスです。ＲＮＡウイルスは遺伝子が次々と変化していくために、効果的なワクチンをつくるのは難しいウイルスであることが知られています。

感染がひとたび始まれば、感染をゼロにすることはできません。私たちは、今後、コロナというものといかに共存していくかということを考える必要があります。そのためには、次に掲げる、「経済・社会システム」「情報の迅速な開示」「医療体制の整備」の３つの課題に対してしっかりと対応していく必要があります。

「経済・社会システム」

２０２０年2月下旬の時点で、当時安倍晋三内閣は、小中高の休校を要請しました。自粛解除後、６月に入ってから再開が試みられ、実際に多くの学校が再開しています。ただし、大学などではリモートシステムが導入され、対面式の授業はなかなか再開できていないのが現状です。

新型ウイルスの感染経路については、飛沫感染、接触感染、空気感染と、いろいろ考えられています。学校の再開については、今回の新型ウイルスの性質をしっかり把握したうえで、それぞれの感染リスクがどれくらいのものであるのかを考えながら再開をしていく必要があります。過剰に恐れるのは避けるべきだということです。

閉じ続けていくことがないように、科学的知見に基づいてしっかりと再開していくことが大事です。正しく恐れながら再開することが必要です。

経済システムについて考えてみた時には、自粛ばかりを念頭においていると倒産も失業も増えてくるだろう、という懸念があります。そうした状況を防止していくことも踏まえてウイルス対策を考えていく必要があります。

方針としては、まずはしっかりとした補償をするということです。ウイルス対策ということと、過剰な自粛を回避して経済および社会のシステムをある程度回していくということのバランスをとっていくことが大事です。

「情報の迅速な開示」

自粛の要請をする、あるいはその要請を解除する際には、行政側においてはきちっとした基準を提示することが必要です。どれくらいの医療崩壊が起こりそうなのか、どれくらいの感染速度が予測されるのかなど、基準にはさまざまなものがあります。

自粛を要請するのであれば、自粛となる目安をしっかりと科学的に考え、科学的な根拠に基づく情報を迅速に開示する必要があります。もちろん、ＰＣＲ検査数、抗原、抗体検査数についても引き続き公開されなければいけません。

「医療体制の整備」

医療体制については、まずＰＣＲ検査体制の拡充が必要です。検体採取を5〜10分の速さで行い、3〜4時間程度で結果がわかるような体制を確立するには、全自動のＰＣＲ検査装置が欠かせないものとなるでしょう。抗原検査というものも広く適材適所で活用していくことが必要ですし、抗体検査についても同じことが言えるでしょう。

日本は当初、厚生労働省のクラスター班を中心としたクラスター対策を通してウイルスを抑え込もうと試みていました。しかし、第一波に対してはそれが成功することなく終わり、第二波に対しても結局それは成功せずに感染は拡大しました。つまり、クラスター追跡だけで抑え込もうという従来の姿勢だけでは不十分であるということが明らかになったわけです。クラスター対策だけに頼らない方策というものを考えていく必要があります。

私は、新型コロナに対して、そもそも、クラスター対策ならびに8割自粛という2点のセットだけで取り組もうとしていたことが大きな問題だと考えています。クラスターを追跡するのではなく、検査の拡充をすることによっていろいろなところで早め早めに陽性者というものをあらかじめはっきりとつかまえること、つまりトータルとしてのPCR検査を拡充することで陽性者をつかまえていくことが大事です。

コロナと戦うための武器

コロナとの戦いは今後も続きます。コロナという敵は変化を続けて度々来襲してくるでしょう。その戦いにおいて、私たちに必要な武器は何でしょうか。私は、「医療機器等の資源を含む医療システム」「医学研究による治療薬・ワクチンの開発」、そして、先の2点を支えるための「人材」の3点だと考えています。

「医療機器等の資源を含む医療システム」

現在一部の医療機関に用意が限られている医療機器は拡充される必要があります。どんどん投資をして、医療システムの供給力を拡充していく、ということです。ＥＣＭＯ（エクモ。体外式膜型人工肺）や人工呼吸器も、当然、その中に含まれます。

「医学研究による治療薬・ワクチンの開発」

感染が見つかった方については早め早めに治療していく体制が必要です。アビガンをはじめとする治療薬の供給力を高めていかなければいけません。当然ながらワクチンが開発されれば、それはさらに強い武器になるでしょう。

「人材」

もちろん、医療システムおよび治療薬・ワクチンの開発・使用を支える人材が必要です。人材確保および育成というものがなければ、システムや薬がいくらあっても役に立たないことになります。

人材という武器は買うことができません。日本において長期的な展望で育成していく必要があります。余剰の人材があることも事実ですから、その活用もあるでしょう。

一時期に見られたように、今後、医療機関の体制が逼迫《ひっぱく》する可能性もあります。十分な人材の確保が必要であり、同時に、育成という長期的な展望を持つ必要があります。

社会改革への長期的課題

社会のさまざまな場面で改革が求められることは必須です。私はまず、「在宅勤務のいっそうの推進」ということがあると思います。自粛は一定程度必要です。それでも経済を回していくためには、在宅勤務で生産性を落とさないということが大事です。

また、在宅勤務の推進は、東京一極集中という問題の解消にもつながるでしょう。満員電車を避けることができ、感染リスクを下げることにもつながります。いわゆる「働き方改革」は、今後、在宅勤務推進のために進められるべき改革です。

また、「官僚制度の改革」が求められるでしょう。厚労省をはじめとする行政機関で感染症のさまざまな対策の判断をしているわけですが、パンデミックは国家危機管理上の最重要事項のひとつです。したがって、迅速に情報を集め、迅速にそれを判断して的確な対策を打っていく体制が必要です。

事務連絡におけるＩＴ化の促進は必須です。迅速に情報を交換し、その情報を一般の市場と国民にも開示していくシステムおよび制度を早急に整える必要があります。

そして、「科学と科学者の重視」をさらに強めていく体制が必要です。これは、「一部の意見で決めない」ということです。

当初の小学校ロックダウンのように、一部の人たちの思いつきのようなものだけで学校を閉鎖したり緊急事態宣言を出したりするのではなく、疫学およびウイルス学など包括的な科学者の知見をふまえて政治判断する体制を整える必要があります。

「独立二班で意見書を提出する」という仕組みを持つべきです。科学者にもいろいろな流派、つまり考え方があります。今回のコロナ対策を見ていると、やはり、多くの科学者の意見を政府が吸い上げていたというよりも一部の科学者たちの意見で判断してしまったというところがあります。緩和的な感染症対策を主張する人たちもいれば、より自粛的な感染症対策を主張する人たちもいます。

独立二班とは、つまり、意見交換をしない2つの科学者の班をつくるということです。それぞれに意見書を出させ、それを吟味《ぎんみ》したうえで総合的な判断を政治がしていくという仕組みをつくるべきでしょう。

国家防衛のための明日への投資

医学も含めた科学技術への投資は日本の明日への投資です。それを強化していくことが国家を防衛していく上で必要です。

現在、医学を含めた科学技術への投資は非常に先細りの状況になっています。このままでは、それこそノーベル賞をとるというような研究もなくなっていくことが危惧されます。

科学技術に対してしっかりと財源を用意し、きちっと投入していかなければ、将来、大きな損害を被ってしまうということをしっかりと認識すべきです。科学技術を発展させておかなければ、将来において可能性が十分にあるバイオテロやバイオ兵器といったものから防御することもできない脆弱《ぜいじゃく》な国家になってしまいます。医学を含めた科学技術への投資は、防衛の視点からも必要なのだということを認識すべきでしょう。

具体的な問題点をいくつか挙げておきましょう。

政治家が科学者の意見を聞く恒常的な仕組みとしてCSTI（総合科学技術・イノベーション会議）というものがあります。内閣府の会議です。ただし、この会議には医学者がいません。これは由々しき事態です。医学分野からの学者、専門家、科学者が導入されるべきです。

また、AMED（国立研究開発法人日本医療研究開発機構）が厚労省の出先機関になってしまっているという実態があります。厚労省の意向を汲むことを主眼とした研究ばかりが進められる体制になっているということです。

独立して医療に関する研究を進めていくことが、医学における科学技術発展の多様性を生み出します。財政を確保し独立性を保つということが非常に重要です。

さらには現在、基礎医学の研究機関に対するサポートが、財源的な措置を含めて非常に薄いという状況があります。十分なサポートの提供が重要です。

こうしたところに投資が行われていけば、今回の新型コロナウイルスのようなものが出てきた際には、迅速にワクチンの開発ができたり、治療薬の開発ができたりすることによって早期の感染症対策が可能になっていくわけです。そしてまた、バイオテロ、バイオ兵器といった有事にも迅速に対応することができます。

医療制度の改革について

今回の新型コロナウイルスのような事態を経験して、医療制度の新たな改革が長期的課題として必要だということが浮き彫りになったのではないかと思います。自粛が5月の末に解除できたのは、日本の医療従事者が諸外国に類例を見ないほど技術力、能力、意欲のどの面においても、非常に高水準だったからです。彼らのおかげで自粛解除に至ったのだということは社会も政治もしっかりと認識すべきです。

従来、政府は、特に地方都市においては病床が多すぎる、ということを言ってきました。人口が減少しているのに病院が過剰であるという主張です。そして、病院の縮減が続いてきました。

実は、そういう病院があったからこそコロナ対策ができた地域があることも可能性として十分考えられるだろうと思います。したがって、今まで進めてきた医療改革というものが是なのか非なのかということをあらためて考える必要があるでしょう。地方の病院等を含め、それぞれの機関で医者は本当に不足していたのか、あるいは過剰だったのかということをしっかりと検証していくことが必要です。

今回、病院の勤務医が過重労働になっているという報告がかなりありました。つまり、多くの現場で医師が不足していたということも十分考えられるわけです。今までの改革の方針の妥当性を問うためにも、こういう視点での検証が必要です。

医師に対しては、生涯教育ということと待遇の向上が今後ますます必要になるでしょう。医師にはファカルティ・ディベロップメント（Faculty Development、FD、大学教員の教育能力を高めるための実践的方法）が必要であることは論を俟《ま》ちません。また、過重労働ということは、待遇が不十分であるという側面も含みます。より多くの良い医師を育てていくためには生涯教育と同時に待遇の改善ということも必要不可欠です。

今回、イタリアやスペイン、イギリスでは医療崩壊によって多くの方が亡くなったと言われています。これは、緊縮財政を主眼として、平時における医療需要にあわせて医療費をカットし続けたことから医療システムがパンデミックに対して非常に脆弱になっていたということを意味していると考えられます。

あまりにも医療費をカットすると非常時の十分な協力が保証できなくなって多くの人々が感染してしまうという惨状を招きます。それはイタリアやスペイン、イギリスの実状から明らかになったことです。予想される新型コロナウイルス第三波の対策、それ以降にやってくるさらなる感染症の拡大に備えるためにも、政府における過剰な医療費カットは避けなければいけません。政府およびその関係者は、このことをしっかりと認識する必要があるでしょう。

第5章

【特別対談】公衆免疫強靭化のために何が必要か？

自由民主党幹事長　衆議院議員　二階俊博
甲南女子大学看護リハビリテーション学部教授　中村安秀

地方に見いだす日本の強み

二階俊博（以下、二階）　中村先生、本日はお忙しいところをありがとうございます。公衆衛生の観点から、コロナの状況をいかに乗り越えるかということについてお話をさせていただきたいと思います。

私ごとで恐縮ですけれども、私の母親は東京女子医大の卒業生で、実は保健所に勤める女医でございまして、まさに公衆衛生に身を捧げた者です。私は母親に、「お母さんは人間の命を守るけれども俺は国全体の命を守るんだ」というふうに母親に言い、その志を立てて政治家になりました。

今回、こうやって新型コロナウイルスが襲ってきました。日本の政治に国家危機に関する様々な課題が生じている時にこのような事態が起こったということは、まさに母親の導きとしか思えず、必ずこの仕事をやり遂げようと思っている次第です。

公衆衛生については少なからず残念な部分があります。結核が収まってきたこと自体はたいへん喜ばしいことですが、一方、保健所は１０００箇所から５００箇所に減らされたりなどしました。感染症を担当されている先生方への尊敬が必ずしも日本人全体に足りていたかというとかなり疑問です。そして何より、私には、公衆衛生という分野における尊厳が必ずしも保たれていなかったという認識がございます。公衆衛生という分野全体を外から見直して日本で再興できるように、そして世界の人々の健康と免疫力をアップできる、そんな乗り越え方を今、私自身は考えています。

中村先生はずっと公衆衛生をされてきて、各国色々なところに出張され、世界の人々のヘルス、ウエルネス、ウェルビーイングを高めてこられたと伺っております。日本の公衆衛生という分野に対して今何をお考えか、何が強みで何が弱みか、そして今まで何を行ってこられ、これからの「ａｆｔｅｒコロナ」、「ｗｉｔｈコロナ」の時代に何をしなければならないか、ぜひ忌憚《きたん》のないところをお聞かせいただければと思います。

中村安秀（以下、中村）　ありがとうございます。二階先生は和歌山県の御坊市の御出身で私も御坊の出身です。母親の実家があった和歌山県田辺市で生まれて、和歌山県御坊市の御坊小学校に入って、兄弟一緒に御坊で暮らしていました。私の祖父は御坊臨港鉄道の開設にかかわり、父親は昔の旧制日高中学校を卒業しました。おそらく二階先生もそこのご卒業で、私の父親のほうが先輩にあたるのだろうと思います。

日本人の多くは、言ってみれば本当に田舎町といったところで育ちました。ただし、どこの町に行ってもお医者さんはいるし、保健所があります。小さい町であっても住民の健康は守られ、そして実際に病気になったら、病院や診療所に行くことができます。これはやはり日本の強みなのです。私はこのことを、インドネシアをはじめ、よその国に行って初めて知りました。

私が暮らした御坊の人たちはよく「いやいや、東京や大阪に比べたら大きい病院がない」と言います。御坊は当時人口3万人の小さい町で、今はもっと人口が減っていますけれども、そういうところにもやはり、大病院ではないけれども病院があり、困った時にはお医者さんに行けばいいということになっています。二階先生のお母さんが勤めていらした保健所がちゃんとあり、住民の暮らしと命を守っているわけです。

よその国だと決してそういうわけにはいきません。首都など大都市の大きな病院に行けば医療を受けられるけれども、地方の小さな町といったところは決してそういった体制にはなっていません。

これは日本の一番の強みで、地方を大事にしてきた私たち日本人の暮らしというものだったのではないかなと思います。また、二階先生のお母さんがそうだったように、当時は前身の東京女子医専だったと思いますが、そういう中央の学校を出た方がふたたび地方に戻って活躍しています。要するに地方に専門職がいるということも明らかに日本の強みです。

私は、東日本大震災の時に陸前高田市や大船渡市をはじめ、岩手県の沿岸地域をずっと回らせてもらいました。その前に、インドネシアのアチェ州に行っていました。インドネシアは2004年の年末に大地震による津波の災害を受けた国です。

私は世界各地の災害地を回ってきています。日本の災害地と世界の災害地と、どこが一番違うかというと、日本の災害地は、地元に素晴らしい人材がたくさんいるのです。その災害地の病院に行けば素晴らしい先生がいるし、災害地の保健所に行けば経験豊かな保健師さんがいます。「赤ちゃんについてはどうなっていますか?」と尋ねると、どの町に行っても助産師さんがいるというのです。

これはやはり日本の強みだということを、ちゃんと私たちは認識しなければいけないと思いました。現地のそういった人たちと話をさせていただいて改めてわかったことですが、地域で頑張っていらっしゃる人は、弱い者への眼差《まなざ》しというものを驚くくらいに強く持っているのです。私は、これこそが大きな日本の強みだと思います。

小さく生まれた赤ちゃんがその後どうなっているか、お年寄りはどうなっているか、一人で暮らしている少し認知症が入ってきたあのおばあちゃんはどうなっているか——そういう弱い人のことを心配して「何とかしたい」。皆さん、そう言って頑張っておられます。

最近、「SDGs」ということが言われます。Sustainable Development Goalsの略で、「持続可能な開発目標」という意味です。健康と福祉などについて誰一人取り残さない(No one will be left behind）ということが謳われています。これが言われ始めたのは２０１５年のことです。第70回国連総会で国際社会共通の目標として掲げられました。

しかし日本では、もしかしたら持続可能な開発目標（ＳＤＧｓ）という言葉を聞いたこともない地域の専門職の方が、「誰一人取り残さない、誰一人取りこぼさない活動」をすでにずっとやっていらっしゃったわけです。これがおそらく日本の最も強いところだったのではないかと思います。

今回のコロナに関することでは、各国また各地域間での比較が色々あると思います。和歌山県は、日本で最初に病院における大きなクラスターが始まった県でした。決して大きな病院ではなく、地域の小さな病院で起こりました。しかしその時には皆さんでＰＣR検査をしてクラスターを見事に封じ込めました。

これは「和歌山モデル」とまで言われているようです。ああいう時にリーダーシップを発揮した仁坂吉伸知事はもちろんすごいと思いますが、これは知事さん一人でできるわけではありません。地域の病院、地域の保健所に素晴らしい人材がいたということなのです。これはもっと誇って良いところではないかと思っています。

公衆衛生システムのありがたみ

二階　日本には江戸時代から、そういった、いわば公衆衛生の先生がいたようです。明治政府の後藤新平は東京の水道にカルキを混ぜて赤ちゃんの死亡率を激減させました。後に後藤新平は台湾総督府民政長官として台湾に行き、公衆衛生の礎《いしずえ》を築きました。後藤新平は元々医師ですが、私たちにとっての後藤新平は、関東大震災の後の東京の基本を作った、いわば土木家あるいは都市計画者、つまり国土強靭化における私たちの祖です。

今回、公衆衛生と国土強靭化の分野とを融合させて日本の健康と免疫力、そして世界の人々の健康と免疫力とウェルビーイング、つまり幸せというものを高めて一挙に世界に貢献するような日本の公衆衛生分野の、こう言っては口はばったい言い方になりますが「立て直し」をしたいと考えています。

先生からお話がありましたように、各地方の各保健所には、ずっとしっかり守ってきてくださっている専門の方がいらっしゃいます。しかし、残念ながら、私たちの方から、あるいは患者さんの方からの呼び掛けはほとんどなかったように思います。

ヨーロッパの方ではエッセンシャルワーカー、つまり「日常生活を送る上で欠かせない仕事を担っている人々」という位置づけで、「従事者の皆さん、ありがとう」という呼び掛けがありました。しかし、日本では当初、「保健所の皆さん本当にありがとう」とか「公衆衛生に携わっていただいている皆さんありがとう」といった言葉はおよそ少なかったように思います。先生のお話を聞いて、反省をさせていただきました。

江戸というところが世界一清潔な街としてずっとやってきて、そしてマスクをする習慣があり、手洗いやうがいをする習慣があり、日本には日本人全体として世界に冠たる公衆衛生の世界がありました。しかし、高度経済成長期以来、そこのところが少し忘れられてきた感があります。あるいは、２００２～２００３年のＳＡＲＳの感染症被害が少なかったということで、その分野への人材や資本の投資を怠ってきたのではないかという反省があります。

こうした反省と、それから「ａｆｔｅｒコロナ」「ｗｉｔｈ コロナ」への展望ということを含めて、これからの公衆衛生というものを教えていただければと思います。

中村　二階先生のお話を伺って、一つ、これは絶対にお話ししておきたいなと思うことがあります。公衆衛生のシステムのような、何となくあって当たり前になるようなものについては「有り難みを忘れる」ということです。

「母子手帳」などはまさにそうです。母子手帳は素晴らしいもので、昭和23年（１９４８）に日本人が作った大発明です。でも、このことを皆さん、ほとんど忘れていて、母子手帳はあって当たり前と思っています。

ミリアム・ウェレさんというケニア人の医学博士が２００９年に大阪に来られました。２００８年に当時小泉純一郎首相から直接、「第一回野口英世アフリカ賞」を貰った素晴らしい女性のお医者さんです。

そのミリアムさんに、私は日本の母子手帳の英語版を渡しました。すると、翌日、彼女はこう言うのです。

「ドクター中村、昨日の夜は興奮して眠れなかった。こんな素晴らしいものをどうしてあなたたちは今まで隠していたんだ！」

「私たちはアフリカで何十年も、お母さんと子供の健康を切れ目のない形で守ろうとしている。お母さんにはお母さんの手帳、子供には子供の手帳。ずっと別々に配っていたものを一つにまとめたらこんなに素晴らしいものになる。すごい！」

日本人で母子手帳を見て興奮して眠れなくなる人は誰もいません。あって当たり前だからです。

私たちが持っている良さというものをもう一度、別に自慢するというわけではなく、どこが良いところで、どこがまだ足りないところなのか、もっとはっきりと知る必要があります。世界の人たちに聞くと、色々教えてくれます。

日本の公衆衛生の今後の強みということについては、2018年に上梓した『地域保健の原点を探る―戦後日本の事例から学ぶプライマリヘルスケア』(杏林書院)という本の最後に、日本社会の特徴とはどういうものかという観点からまとめてあります。

それは次の4つのポイントにまとまると思います。

1つめは「格差に対峙した、かつての日本の経験」です。日本は色々な意味で貧しかった頃に公衆衛生が発達しました。「弱い人に眼差しを向けて、何とか頑張ろう」ということだったのです。そういう意味では貧しさというのは、弱い人への温かい眼差しを育てます。

今回のコロナ対策は1918~1920年のスペイン風邪の場合とよく比較されると思います。スペイン風邪の対策にあたったのは内務省です。当時、厚生省はありませんでした。

内務省は、「マスクをしなさい。マスクがない人には特別にマスクをあげます」と言いました。今の日本ではなかなか考えられませんが、貧しくてマスクを買えない人たちがいたのです。「風邪をひいて熱が出たら必ずお医者さんに行きなさい。行けない人については私たちが考えます」とも言いました。そこには弱い人、お金がない人、病院へ行けない人への温かな眼差しがありました。そこが実は途上国だった日本の良さだったのだと思います。「誰一人取り残さない」は、いつの時代にも当てはまるキーワードです。コロナ対策を考えるときの大きなヒントになります。

２つめは、「学際的アプローチの重要性」です。ストレートに言えば、保健医療関係者だけでは命と健康は守れません。このことを医療関係者はもっと認識しなければいけません。

私も医者ですから、例えば小児科で頑張っている医者が自分の手でその子供を助けたのだと思う気持ちはわかります。しかしそれは、実は医者だけではなく、色々な方が世話にあたった結果なのです。

日本は最近、交通事故の死亡者の数がどんどん減ってきています。もちろん、脳外科の先生方が頑張りました。救急病院も頑張りました。でも、よその国に行くとわかるんですが、いくら優秀な救急病院あって脳外科の医者がいても、交通事故の死亡者数は減らないのです。

なぜかというと救急車のシステムがないからです。搬送がうまくいきません。システムとしてちゃんと作動していないから、事故を起こして電話しても、電話した先の消防署に繋がらないことがよくあります。繋がったとしても救急車はすぐにはやって来ない。交通事故があったのはわかっているとしても、着いた時には手遅れだったというのであれば、いくら優秀な脳外科医がいても負傷者を助けることはできません。

日本で交通事故の死亡者数が減ったのは、脳外科医も頑張ったし、同時に消防署がよく頑張った結果でもあるのです。連係プレイでないと、命と健康は守れないんですよ。

そう考えると、縦割り行政では絶対に無理があるのです。最近はシナジー効果という言葉があって、「違ったものが一緒になれば1＋1＝3になりますよ」みたいなことを言います。シャレた言葉を使う必要はありませんが、やはり医療関係者だけでは命と健康は守れない。こういったことを医療者も市民の方もしっかりと自覚すれば、もっと別のアプローチがあるんじゃないかと思います。

3つめは、「専門職の権利と専門職としての矜持《きょうじ》」です。矜持とは「誇り」ということです。二階先生のお母さんの生き方にそれが見られると思います。どの地方に行っても、元気の良い助産師さんや看護師さんなどの専門職の方が、自分たちの仕事に誇りを持って地域で頑張っていました。

離島においてもそれは変わりません。長崎県の五島列島に行った時、助産師さんにお会いしました。「島のお母さんの命を私たちは守るんよ」と言う、それは心意気です。そういうふうに仕事をしている人がこんなにいる日本は幸せなんです。

そういう人がいなくなってしまえば、アッと言う間に、それこそ医療崩壊を起こしてしまうでしょう。今はまだそういう方がいらっしゃって、まだ元気にやっていらっしゃいます。そういう人たちにもっともっとエールを送って欲しいなとつくづく思います。同時に、地域で献身的に働く医療者を支えるシステムづくりと財政支援が必要です。

4つめは、「go to the people の思想」です。私たち国際保健医療にかかわる者は、「フィールドワーカーでいよう」ということを合言葉にしています。国際協力では、上からで見ていたのではわからないことが多く、人々の中に入ってそこで色々と仕事をしなければいけない、ということです。

日本でいうと「現場主義」ということになるでしょう。日本は、まさに現場主義でずっとやってきました。JRの前身の国鉄では、将来幹部になる人も最初は切符切りから始まりました。一度は現場を経験しなければならないという姿勢で貧しかった日本はやってきたのです。

現場を大事にしながらマネージメントする。この気風が最近薄れてきているように思います。中央で色々やっている人たちはどんどん賢くなっているかもしれません。しかし、私のようなフィールドワーカーで世界を飛び回っていた人間から見れば、日本も昔はもっと現場主義でやっていたと感じます。現場からのニーズを現場の人が把握し、その環境に最も適した工夫を行っていくということです。

その現場主義ということで言えば、例えば和歌山県の御坊市という小さな市にも保健所があり、保健師さんがいて、病院があって、開業医の先生がいて、歯科医がいて、看護師がいて、薬剤師がいる。すごい環境ですよ。この環境を絶対に守らなければダメです。守った上でコロナ対策をどうするか。国土強靭化とは、そういう話だと思います。

「感染症対策」は「数字」が基本

二階　たいへん胸が熱くなるお話を伺いました。そこで、公衆衛生全体の展望も含めて、今の新型コロナウイルスへの対応をどう評価されているのか、別に悪口を言ってくださいとかそういうことではなく（笑）、本当に忌憚《きたん》のないところをお聞かせいただければと思います。

日本は、まさに足元を見て、本当に正当な評価をした上で第一級の国にならなければいけないと思いますし、そういうチャンスが来ているように思います。母子手帳でも世界一だし公衆衛生でも世界一だった。だから、感染症対策でも、命と健康を守るという意味でも、ワクチンでも特効薬でも、とにかく公衆衛生のすべての分野において世界一を目指し、日本を、世界を引っ張っていく国にしたいと思っています。先生の今後の展望と現在の評価はいかがでしょうか。

中村　よく頑張っていると思いますし、問題点というものももちろんいくつかあると思います。

当初、ダイヤモンド・プリンセスという大型クルーズ船が日本にやってきて、その対策に随分エネルギーを費やしてしまったのは運が悪かったと言えるかもしれません。そういう中でよく頑張ってクルーズ船に対応しました。中国からの第一波、その後のヨーロッパからの帰国者の波など、色々なものを何とか頑張って上手くやってきたな、と本当にそう思います。

しかし、どうしても足りなかった点は確かに色々あると思います。

2つほど挙げたいと思います。1つめは、まずはデータを取ること、そしてデータを開示することです。感染症対策とは、世界的な常識として、データの世界です。当たり前ですが色々なデータが必要です。患者数や病床数、重症者数、検査数などデータがないままではできません。「勘」ピューターでは無理です。

アジアの色々な国には世界銀行やグローバルファンドなど世界規模組織の応援団がいて、クリニックや病院からあがってくるデータをコンピュータ化してデータを収集解析できるようになっており、その上で感染症対策が行われています。

その点で私が驚いたのは、日本では情報のやりとりにFAXを使っているということです。非常に重要な感染者データをFAXで送っている。「どうなっとんねん」という思いが正直なところです。そして、ホームページにあげたデータをEXCELなどの形で開示しないという姿勢にも大いに疑問を感じました。

感染症対策は「数字」がないと絶対にダメです。「数字」を基本にしてすべてが動きます。その基本のところが日本にはこれほどなかったのかと思いました。

私も1980年代に都内の保健所で働いたことがあります。もちろん、当時は手書きのデータをFAXで送付していました。いま、アジアやアフリカの国々では情報のICT化に取り組んでいます。日本も絶対に早くICT化しデータを市民と共有しないといけないのではないかと思いました。日本には、そこが圧倒的に足りないのです。

2つめは、学際的な人材を養成する必要があるということです。感染症の専門家と経済の専門家だけで、未知の感染症に対する適切な対策は打ち出せません。公衆衛生、社会学、疫学、獣医学、心理学、人類学、政治学など、さまざまな専門分野が必要です。

そのためには日本に、医学部とは別に公衆衛生大学院をしっかりと整備する必要があります。現在、ゼロではありませんが、別途にそういうものを作らないとダメだということです。

公衆衛生は、東大も京大も医学部の中にあります。そうすると、やはり、土木の人は医学部には行きにくい。公衆衛生が独立すれば、土木専門で少し健康に関心がある人、農学部を出て農学の観点から健康に関心がある人など、多くの人材が集まることになります。アメリカはすべて別です。ハーバード大学でも公衆衛生大学院は医学部ではありません。公衆衛生だけでひとつの学部になっています。

医学部から独立しないと、本当の意味で学際《がくさい》になりません。アメリカでは修士以上の大学院になります。そういう意味でも公衆衛生大学院を日本にもっと作らなければいけません。それができれば、だいぶ状況も変わるのではないか思います。

縦割りのデータの世界

二階　日本は、まさにそのデータの世界が縦割りです。データの話をもう少し聞かせていただけますか。

中村　データの大事さを教えてもらったのも母子手帳でした。今、50カ国ほどで母子手帳が使われています。「日本の母子手帳をずいぶん真似しました」とか、「日本の母子手帳を日本で勉強しました」など、色々な声を聞きます。

例えばケニアの母子手帳は、最初はエイズの母子感染予防のために始まりました。母子感染予防としては、妊娠中にＨＩＶ陽性者を見つけ、治療をして出産をちゃんと管理し、生まれた子供にもＨＩＶ陽性にならないように妊娠中、出産、子供を一貫してずっとフォローしていく必要があります。

そのためにはどういう方法があるか、アメリカのＣＤＣ（アメリカ疾病予防管理センター）がアフリカで頑張っていました。

妊娠中、出産時、新生児、小児期のＨＩＶ陽性の母親とその子どもの健康を同時に守るためのいい方法を探していた時、東京女子医科大学への留学経験を持つケニア人の女性小児科医のミルドレッドさんが、「日本の母子手帳を応用したらいいですよ」とアイデアを出したのです。そうして、妊娠中から出産後まで一貫したエイズ母子感染対策を行うプロジェクトの成果物として、ケニア版母子手帳が作成されました。その後、日本で母子手帳を見て夜も眠れなかったケニア医療界の重鎮のミリアム・ウェレ博士が奔走し、HIV陽性者だけでなくすべての母と子の健康を守るために、瞬く間にケニア全土の病院や保健センターで母子手帳が使われるようになりました。日本の母子手帳を、米国のCDCが採用し、日本と縁のあるケニア人医師たちが開発と普及に奔走してくれました。

日本人が知らないところで、日本に留学した人たちが「すごい」と言って広げてくれているんです。ただし、個人の健診の記録については、日本の母子手帳では手書きでやっている。これをデータとしてどうまとめるんだ？　ということになれば、母子手帳のデジタル化、コンピュータ化が必要です。そして実際に、母子手帳のデータ化は多くの国ですでに始まっています。

タイでは、母子手帳の裏側にQRコードがついています。そのQRコードを読み込むと、「家族揃って健診に行きましょう」という動画に案内されます。タイの若いお母さんもなかなか字は読まないいんです。動画だったら、誰が見てもわかります。母子手帳とYouTubeの動画がリンクしているわけです。

私は、これはすごいと感心しました。すると、タイの担当者はこう言うのです。「このQRコードも全部日本人が発明して、お母さんたちが使っているLINEも日本人が作りました。僕らは単に使っているだけです」。そこで私は「今度は使い方のノウハウは日本が海外の真似をさせてもらいます」と答えておきました。

デジタル化に関して、日本は技術を持っているのです。技術はあるのですが、技術を有機的に結び付けることができていないのです。

今、「サイロ・エフェクト」という言葉がアメリカで非常に大きなインパクトをもって使われています。貯蔵庫や格納庫を意味する「サイロ」の意味です。日本でいうとタコツボ現象です。感染症専門家や土木専門家などがそれぞれ専門家のサイロに閉じこもって一つひとつの仕事をしているけれども繋がっていない。このサイロを壊せ、という提言です。

日本のタコツボは、それぞれ一つずつを見てみるとすばらしいタコツボで、皆が良い仕事をしており、それぞれにものすごい成果を上げています。これに横串を刺す、あるいはタコツボを壊して皆が混じり合って仕事をした時には、強靭化あるいはレジリエンス、地域のさらなる活発化が生まれると思います。

今の日本にないのは、そういった横の繋がりです。おしみなく情報を分かち合い、異なる分野が刺激し合い、共に発展していく社会が望まれます。

二階　私は、論文に、「政治は大規模な医療のことである」という、政治家であり病理学者であったドイツ人・フィルヒョウの言葉を引用したことがあります。連携させなければいけないのは、まさに政治です。弱い者への眼差しというのもまさに政治です。中村先生から、国土強靭化、そして今やらなければならないことについて大いなるヒントを具体的にいただきました。

予防の発想がない国民皆保険の制度

二階　私は、今年中にやらなければならないのはＰＣＲ検査の保険適応であると考えています。咳が出て熱があるという人には1万３５００円で3割の自己負担も国費から出してくれるというものはあります。しかし、例えばプロ野球選手が選手生活を続けるために1週間に1回検査をする必要がある。そういう時には2万円から4万円くらい費用がかかりますが、全額自己負担で保険適応はありません。なおかつ、その病院の先生が親切であればＰＣＲ検査が受けられるけれども、という世界がずっと続いています。

この状況は、これからもずっと続きそうです。これではいけません。一般の無症状の人も、一般の病院で、安く、しかも保険適応で、しかもその3割負担も国費で。そういうことにしないと、今後の「ａｆｔｅｒコロナ」「ｗｉｔｈコロナ」を迎えることはできないように思います。

私は、第2波に続く第3波、第4波において一人の犠牲者も出さないということを国は目標にするべきだと言っています。そのために、ＰＣＲ検査の体制、保険適応、そして抗原検査の簡易キットを、もっと安く、あるいは無料でやるということを目指して2020年の後期には準備に入らなければいけないということを提案したいと考えています。その点で、中村先生にご提案があればお聞かせいただきたいと思います。

中村　とても良いお話ですね。それについてはぜひお話しておきたいことが2つほどあります。

1つめは、医療崩壊ということについてです。第1波の時、新聞も厚労省も、皆が恐れたのは大病院の医療崩壊でした。ニューヨークの大病院が動かなくなった。イタリアのミラノでも動かなくなった。それを見て、あれと同じことが日本で起こったら困るということで皆が焦りました。

幸い大病院の医療崩壊は日本ではなんとか免れました。しかし私は、日本では実はプライマリーヘルスケア、最前線での医療は崩壊寸前だったと考えています。

医療崩壊は大病院だけで起こるものではありません。

2020年4月にあるサラリーマンの方の死亡についての新聞報道がありました。健康な50代の元ラガーマンです。東京に単身赴任していました。発熱して咳がひどいので保健所に行きましたが、なかなかPCR検査ができませんでした。奥さんは九州におり、「具合が悪くて熱がひどい」といった話をLINEで交わした次の日に亡くなりました。その後、亡くなる前に実施したPCR検査の結果が出て、陽性だという連絡が警察から遺族に入りました。

つまり、誰もが必要な時に医療を受けられるという国民皆保険の体制が崩壊していたのです。医療を受けることができず、PCR検査の結果を警察から教えてもらうのでは、国民の健康を守る体制が破綻していた、という話です。

あの時、やはり医療は崩壊していたのです。だから皆が焦っていたのです。大病院だけを見るのではなく、生活と仕事にいちばん密接している、町のクリニックや近所の病院を注視する必要があります。そこで、必要な人にきちんと検査ができるのか、その小さな医療機関で医療用マスクや消毒アルコールや医師・看護師のための感染防護服が入手できるのか。緊急事態宣言が出される前後の時期の医療機関では、感染を防ぐためのマスクやガウンが入手できないために、大変な緊張感のなかで、自らの使命感だけで診療に立ち向かっていた医療者がたくさんいました。そのような事態を二度と繰り返してはいけません。

感染症対策の最初のステップであるプライマリヘルスケアがうまく作動しないと、保険医療のシステムは破綻します。

プライマリーヘルスケア（Primary Health Care）は40年前以上にＷＨＯやユニセフが提唱した概念です。私も、ずっと英語で呼んできました。日本の住民の方々に理解していただくためには、「基礎医療」といったような、ちゃんとした日本語を作らなければダメでしょう。誰もが真っ先にかかる医療の最前線、最善医療ともいうべき分野です。ここを大事にしなければいけません。

二階　政治の世界では、「基本」と言うと思います。最前線の基礎なのですが、基礎というと心理学的に少し遠くなるように思います。最も大切なのは基本ですね。エッセンシャルでありプライマリーである、一番大事な基本、最前線ということだと思います。

中村　なるほど、「基本保健医療」ですね。やはり、そこを大事にしなければいけません。

国民皆保険の制度は日本が１９６１年以来現在にわたって培ってきた素晴らしい財産です。最初、国民皆保険の制度は日本人による日本人のための医療でできました。だから当初、外国人は入れませんでした。大きく変化したのは１９８２年です。難民認定法という法律により難民が健康保険に加入できるようになったときに、一気に在日の韓国人など外国人が全部入れるようにしました。いわば、国民皆保険のグローバル化を行ったわけです。

これはとても良いことです。しかしその時、国民皆保険は元々医療だけであり、予防は入っていませんでした。今も予防は入っていません。だから、国民皆保険は素晴らしい制度であるにせよ、妊娠はカバーしていないし、予防接種は別です。「予防」という発想がないわけです。

ところが、病気になった時だけのため、治療のためだけに特化している制度では今回のコロナのような感染症には絶対に対応できません。病気になる前にコロナウイルスに罹っているわけですからね。病気になったときは面倒を見るが、症状がでないのであれば自分で頑張ってください。そうではなくて、公衆衛生の発想をちゃんと持って、必要な予防的検査は国民皆保険の制度の中でやってあげなければいけません。

今回の「コロナ」を機会として、今までは予防は別として設計されていた国民皆保険を、治療も予防もカバーする保険制度に大転換する必要があるでしょう。1961年にできてからすでに半世紀以上経っているわけですから、そろそろ変える時期ですし、変えるとすればむしろ予防を大きく考えるべきです。

予防とは何か?

二階 予防ということを具体的にイメージすると、どのようなものになるでしょうか。

中村　コロナでいえば、社会的なニーズのある人への検査。医療者や学校の先生、介護施設のスタッフなどが相当します。また、予防接種をカバーすることも考慮すべきです。

そして、妊娠出産です。これは病気ではないわけですが、それを予防の範疇《はんちゅう》で、健康保険で全部カバーすればいいという話です。今まで別の財布からお金を出しているわけなので一本化できるはずです。

健康な妊娠をしていたら健康保険は効きません、しかしあなたが妊娠中毒になって病気になったら健康保険が効きます、というのは外国人からすれば、理解できません。私は「日本はこのやり方でやっています」とずっと説明してきましたが、この際、健康保険で医療もリハビリも、予防も妊娠もすべてカバーします、としてしまえばすっきりします。

ピンチはチャンス、とよく言います。国民健康保険はこんな時にしか変えることはできません。１９６１年にできて今まで、大きな意味で変わったのはたった1回だけです。難民問題で世界中から、「日本は何をしているのか、お金だけ出して難民には何もしないのか」と批判されて難民条約を締結し、外国人を含んだ国民皆保険になりました。

今回は大ピンチです。でも、この時を利用して、「国民皆保険は社会的検査を含めて健康な人も全部カバーするのだ」と変えればいい。病気になった病人だけ診る国民皆保険ではやはり不十分ではないかと思います。

「Afterコロナ」「Withコロナ」の世界

二階　私は、最終的には、ヘルス、ウエルネス、ウェルビーイングが目的だという捉え方をして、日本を動かしていきたいと考えています。「afterコロナ」「withコロナ」ということがよく言われますが、「withコロナ」に至っては、今回のコロナが終わっても次の10年後、また別の感染症ウイルスが来るということも含めた「withコロナ」という世界ということになるでしょう。

「withコロナ」の世界での生き方や心の問題として、色々な人が、思想哲学が必ず深まると言っています。どうして生きているのか？　生きる意味は何か？　そういったことについて、それぞれの国でそれぞれの人々が、世界共通の問題として深い思索を求められるようになるというのです。

今回のコロナはグローバリゼーションの進化によって世界中を巻き込んだという声も聞きます。歴史的にも感染症が世界を変えてきたということも踏まえまして、今の時点での認識、今後どうなるのか、どうなって欲しいか、そのあたりの先生のご意見をお聞かせいただければと思います。

中村　大きく、2つのことがあると考えています。

1つめは、プライマリーヘルスケアについてです。1978年にWHOによって、アルマ・アタ宣言が採択されました。その中に「人々の健康を増進し守っていくことは、持続的な経済と社会の発展に不可欠であると共に、より良い生活の質と世界平和に貢献する」という一節があります。

アルマ・アタ宣言は世界中の国々、アメリカも当時のソ連も含め143の国が同意した宣言です。が、そこに「ヘルスを守ることが経済と社会とに発展に不可欠だ」と書いてあるのです。健康か経済かどっちなんだ、みたいな話ではありません。

人々の生活がより良くなると最終的には世界平和が実現する、ということなのですが、当時、よくここまでの世界の人が同意したなと思います。アルマ・アタ宣言当時は、ベトナム戦争が終わり、ソ連がアフガニスタンに侵攻するまでの間のデタント（緊張緩和）と言われた、もしかしたら世界はこのまま本当に平和になると皆が思ったわずか数年の間の夢物語の時代です。

私は、もう一回夢を追いたいと思っているのです。例えばアメリカと中国の関係をはじめ世界ではさまざまな分断や対立もあるでしょうが、今回のコロナのような大きなインパクトがあれば、政治家の中には考え方が揺れる人もいるだろうと思います。中には、この時機こそがチャンスと考える政治家もいるでしょう。健康を考え、経済を考え、それが平和に繋がるということを考えて欲しいと思います。

私は、20世紀後半のデタントの時期に世界はいったい何を考え、何をやったのかを改めて勉強し始めています。アルマ・アタ宣言のようなことをもう一回実行する。今がチャンスです。10年も経てば、皆、コロナのことを忘れます。ここしばらくの間が、世界を動かすチャンスです。

2つめは、経済システムについてです。『社会的共通資本としての医療（Social Common Capital）』（東京大学出版会）という本があります。宇沢弘文さんという経済学者と、私の東大の恩師である鴨下重彦さんが2010年に出された本です。

その本では、「資本主義の経済システムに教育や医療を結合させるのではなく、教育や医療のあり方に合わせた経済システムを考えるべきである」と主張されています。つまり、一般的な考え方の逆です。

今までは、経済効率だけを考えすぎていたのではないでしょうか。これは、私が今後のための反省として強く考えていることです。経済効率だけを考えていたら、小児科の医療は維持できません。

子供教育を経済効率で測るのであれば、3年後の成績はどうですか？　卒業生はどこの大学に行きましたか？　というようなことでしか測れません。何十年も経った後に、あの小学校にはいい先生がいたと同級生が集まり、先生をしのぶというのはすばらしい教育の成果です。

しかし、現在の効率性を重視した経済システムは、目先の効果だけを測定します。

そういった状況に、あまりにも私たちは追われすぎてきたのではないでしょうか。今回のコロナからじっくり考えるべきなのは、「古き良き」と言っていいと思いますが、しかるべき時代に持っていた私たちの良きシステム、特に日本の教育や医療のシステムの再評価だと思います。良い部分はちゃんと堅持するべきです。

見る前に跳べ、少数派たれ

二階　最後に、せっかくの機会ですので、中村先生が日頃考えておられること、感じておられること、特に人類に対するメッセージのようなことをぜひお聞きしたいと思います。

中村　私が学生さんなどによく言うのは2つです。

1つめは、「見る前に跳べ」です。大江健三郎さんの小説にありました。石橋を叩いて渡る、の逆の発想です。「石橋を叩いたりする前に跳んでしまえ」ということです。

アフリカなどで医療に貢献したいから、医学部に入学したという学生は少なくありません。

今は内向きの時代だとよく言われますが、決してそんなことはありません。今の若い世代の人たちは結構そういう将来の夢を話し合っています。

ただし、その夢を潰そうとしている人たちがいます。誰かというと、大学の偉い先生方です。「こんな時代にアフリカに行くなどと言うのは感心しない、医学でするべきことは他にたくさんある」などという具合に学生を誘導します。そうして多くの学生たちは、インドネシアの村やアフリカのサバンナで頑張りたいという初志を曲げてしまいます。

石橋を叩いて、「これ大丈夫か?」とか考えるよりも、「今そんなふうに思っているのであればすぐにでも世界へ出て行ったらどうだ」ということなんです。私自身がそうでした。パキスタンのアフガニスタン難民キャンプで国連職員として行きました。

日本人でそういうところで仕事をしている人は本当に少数です。しかし、現地に行くと、オーストラリア人のお医者さん夫婦やアメリカ人のドクターなど、各国からアフガン難民の医療をしにやってきている仲間がいるのです。

世界に飛び出せば仲間がいることがわかります。日本の中だけにいると、何か自分一人で孤立して独りぼっちになっている気がします。

グローバルの時代です。今回のコロナでちょっと海外には行きにくくなっているかもしれませんが、これは一時《いっとき》のことにすぎません。必ずまた、色々な国の人たちが助け合わなければいけない時代が来ます。

その時に必要なのは、日本の中の若い力です。今、コロナで閉じ込められて海外に行きにくいからといって、世界に出たいという気持ちまで芽を摘んでしまうことはありません。ぜひ、見る前に跳んでください。

2つめは、色々な分野で新しい分野に挑戦しようという人が結構増えているということです。そういう人に対して、私は日頃、こんなことを言っています。「多数派は現在を作って、少数派は未来を創る」。

例えば工学部を出て、企業に勤めもしないで一人でベンチャーすると言えば、「お前そんなの大丈夫か?」と周りから心配されるに決まっています。先輩からも家族からも、変わり者だと言われるでしょう。

変わり者でいいではありませんか。意識して少数者になればいいのです。少数者こそが未来を創ります。チャレンジしてください。

第6章

【特別寄稿】公衆衛生の「強靭化」政策

～新型コロナ共存時代の経済社会像を見据えて

自由民主党幹事長　衆議院議員　二階俊博

Ⅰ．基本的な問題意識

新型コロナウイルス（武漢ウイルス）が猛威をふるい、完全な収束の兆しは見えない。各国間で感染状況が異なり、国境が開かれないままの状況が続き、未だいずれの国の政府、民間活動ともに疑心暗鬼な状態が続いている。ＷＨＯを筆頭に国際機関への信用も揺らぎ、経済戦争とも呼ばれる米中対立の加速、対中国の政策も歴史的な転換を見せている。

こうした不透明な世界情勢が続く中、足元の国内での感染症対策、公衆衛生政策の強靭化が大きな課題として現れた。

今回の新型コロナ禍《か》で露呈したのは、未知のウイルスによるパンデミックに脆弱なインフラ基盤である。行政サービスをはじめとして、医療、流通、行政、企業、働き方など社会経済の万般にわたってその脆弱性があぶり出されてしまった。また、今後の感染の推移は依然不透明であり、２０２０年の秋冬に向けてどのような大きな感染の波が現れるのか、予断を許さない。好むと好まざるとに関わらず、わが国の誇る保健医療及び公衆衛生に関するインフラ基盤を再度強靭化し、世界に冠たるものへと再構築する必要に迫られている。

他方、わが国の感染症対策にかかる国家的なガバナンスや対応体制が今回の新型コロナウイルスに十全かつ予見的に対応できなかった面があるものの、医療従事者の懸命の努力及び国民の秩序ある協力のもと、第一波においては、海外諸国と比べ著しく少ない死亡者数、感染者数の水準に止まり、一旦の収束をみた。

この間、政府としては「新型インフルエンザ等対策特別措置法」等の法改正を迅速に行い、地方自治体、保健所、医療機関、そして一般国民の多くの心を合わせた協力と賢明な尽力により、感染者数、死亡者数を抑制することができたのは、わが国の誇るべき成果とも言える。海外ではこれを「ジャパンミラクル」(日本の奇跡)として捉える向きもある。

特に、医療現場の活躍はめざましく、改めて国民の医療界に対する敬意と信頼を確固たるものとした。PCR検査の拡充や医療提供体制の確保に混乱が見られ、十分な支援が実行されず、社会的に懸念を招いた面もあるが、確かに、日本の医療現場をはじめとする第一線の尽力と成果は素晴らしいものであった。この経験をしっかりと振り返り、次回の波に向かって対処することにより、わが国の保健医療、感染症対応体制は、さらに強固なものとなり、ひいては、世界の国際保健にも大きく寄与する潜在力があると私は確信している。

今回のコロナ禍では、保健医療と公衆衛生にかかる「資源」をいかに整備し、最適化し、有効に活用するか、という本質的な課題を突き付けられた。広く、国民メディア等を通じて、保健医療の資源の有限性と機能性を国民的議論に付したことは歴史的な意味のあることであった。すなわち、医療資源にかかるヒトモノカネ情報という医療資源は、有限であり、主に従事者が担うことから、時間的・地理的制約を受ける。病床数、感染者数、ＰＣＲ検査数といった、平時であれば量的にも質的にも十分だと考えられていた医療提供体制の在り方が大きくクローズアップされた。保健医療を数で論じる、数で把握する、ということが広く普及したことは、「機能しなければ意味がない」という現実的な認識を広く行き渡らせた点で、わが国の保健医療、公衆衛生にとって大きな意味があった。

また、身近な医療機関、かかりつけ医を中心とする地元の一般医療機関において、どのように感染予防を行うのか、感染に対応するのか、といった課題も浮き彫りにされ、改めて地域に根ざした医療機関、及びそのネットワークの重要性が国民に広く認識された。

さはさりとて、今回の新型コロナウイルス感染症は、感染力が相対的に強く、無症状者からも感染するという特異な性格を持ち、未知のウイルスであることから多くの当惑が生まれた。保健所の処理能力や検査体制、医療提供体制の許容量に迫る規模の患者が発生し、それが都道府県を横断し全国的に蔓延したため、わが国があらかじめ想定していた感染症対策の枠組み、指揮命令体系、医療機関間の役割分担の想定だけではパンクしかねない状況が生じた。さらには、感染症対策が、国によってコントロールされるべきか、都道府県知事が主体となるべきか、地域の保健所なのか、いったい公衆衛生が誰によって一元的に整合的にガバナンスされるのか、その点についての混乱が生じたことも直視しなければならない。

このような問題意識に立ち、このコロナ禍を、わが国の感染症対策、より広く見れば公衆衛生政策の強靭化の大きな契機としなければならない。冒頭に述べたように、感染症への対応が、新しい国際関係、安全保障体制、経済面のグローバルネットワークに大きな影響与え、揺り動かす時代となった。感染症対策はもはや内政、医療政策の枠組みを超え、経済社会、そして外交安全保障にも連動する課題であることを肝に銘じ、わが国の新しい公衆衛生政策を進化させるための大きな出発点としなければならない。

2. 今回露呈された課題

今回のコロナ危機で顕わとなった問題は、端的に言えば、公衆衛生に関するインフラの脆弱さ、これまでのシステムの整備の不十分さ、投資の不十分さであった。

わが国の疾病《しっぺい》構造は、高齢化の進展に伴い変化し、高齢者が平時に罹患することの多い慢性疾患への資源投入が強化される流れにあった。感染症は、かつての結核のように、人命を大量に奪う疾病から、制御可能な疾病へと変わった。島国であるわが国が、ＳＡＲＳ、ＭＥＲＳなどの感染症の流行の直接的な被害を大きく受けなかったことも影響した。その結果、日本の医療提供体制は、慢性疾患を中心とする平時対応のものとしては世界的にも最高水準に達したが、感染症を念頭に置く有事の体制としては十分でないという現実に直面していたのである。

確かに、感染症による有事は、見通しの立たないリスクである。財政の逼迫《ひっぱく》、人材の払底《ふってい》という状況下で、平時から十分な予算を投入し、一定の専門的知識を持った人材を要請し、必要に応じて人材や施設を動員できるネットワークを構築していくことは、見過ごされてきた。

また、感染症法に見られるように、これまでの認識のもとで、感染症を分類し、位置づけるという枠組みの見直しもおろそかにされてきた。明治以来120年余りの感染症対応の思考体系、対応戦略、資源導入戦略を再度改め、再強化することが必要である。

今回、顕現化した主な課題としては以下のものがある。

(1) 公衆衛生・感染症危機管理は誰が担うのか

今回のコロナ禍では、誰が指揮命令を統括し、どのように指揮が流れ、どのように現場で履行されるのか全体像が見えづらかった。大規模感染症の流行は、時間との戦いである。命を守る闘いである。したがって、戦争状態と同じように明確な指揮命令系統が必要となる。しかし、感染症法においては、厚生労働大臣の権限が、都道府県知事に対する技術的指導及び助言、緊急時における指示など、間接的なものに止まる。

国は、技術的助言の範囲内において、各種通知等で自治体の取り組みを後押しするが、その法的拘束力や担保措置は明らかでない。PCR検査等の対応に当たる医療機関の状況、各種感染拡大状況の報告など、全国的な感染状況を把握するのに必要な基本的な動作にかかる明確なルールや色命令系統が十分とはいえなかった。特別措置法（新型インフルエンザ等対策特別措置法）による指揮命令系統としての国（内閣官房）と都道府県、感染症法による指揮命令系統としての厚生労働省と都道府県・政令市の2つの系統が存在している。ただでさえ地方自治体には公衆衛生の専門的知識や、平時から訓練されたマンパワーが少なく、「国待ち・横並び」に徹した都道府県もあれば、国を待っていられないと声高《こわだか》に主張し、独自性のある対応を打ち出すことに躍起《やっき》となる都道府県もあった。このような国と都道府県の間の指揮命令系統や機能分担の錯綜《さくそう》状況が国民の不安増幅に拍車をかけた。

また、地域医療の現場においては、感染地域にある一般病院や診療所がどのように役割分担を行い、どのように医療資源を調整・融通するのか、PPE等の防護具をどのようにシェアするのかの考え方も不統一であった。もちろん、地域の実情に応じた取り組みは認められるべきだが、基本的な考え方や方針に不整合があると、関係機関の間での調整に膨大な労力と相互不信を生む恐れがある。こうした組織間の関係整合性を持った役割分担の在り方の明確化がなければ、折角の有効な医療資源が十全に機能せず、結果的に感染の拡大や重症死者数の増加を生む危険性がある。

その根底には、公衆衛生というものがわが国の保健医療政策や医学教育において十分な位置づけを与えられなかった歴史も作用している。すなわち疫学的なアプローチを持ち、国際的な人脈やネットワークを持つ公衆衛生にかかる人材が政府にも地方、地域において一般病院や診療所が、地域の健康状態、感染症予防状況を保健所とともに立案し、戦略を描く体制は十分とはいえない。今回、クラスター対策などにおいて獅子奮迅《ししふんじん》の活躍をした保健所については、近年、その社会的・医学的な役割の低下が否めず、十分な人材確保が行いづらく、診療を行う機能も持たないため、かえってその位置づけが、不明確となる恐れがある。

政府の指示を受けて動く主体でありながら、地域の医療機関との密接な連携を図らなければならないという二面性をどう両立するのか、重要な課題である。今回、保健所の業務負担の軽減のため、外部委託、ＩＣＴ化支援等の措置が急ぎ採られたが、逆にいえば、平時の備えと位置づけの曖昧さを露呈した。保健所のリソースをどこまで活用することができるのかが関係者間で明確に認識されないまま、保健所が無尽蔵のリソースであるかのごとく、感染経路の特定や濃厚接触者の追跡等に追われた面がなかったか。幸い、保健所や関係機関の努力により、保健所機能が崩壊する次元まではいかなかったが、今のままでは、決して持続可能な対応とはいえない。

(2) 国と地方の連携をどう構築するか

国(政府)と地方(自治体)との適切な役割分担をいかに行い、経済社会に影響を与える感染症にどう対処するかが鋭く問われた。緊急事態宣言の前後にわたり、外出自粛や学校の閉鎖といったかたちで、地域全体に網をかけて感染症を封じ込める方法がとられた一方、経済的には大きなダメージを与えた。

国は全国一律の基準を提示、指示することが難しい一方、地方自治体は、国の指示を待ち、それを踏まえて対応するという姿勢があり、両者が睨み合った面がある。一概に一つの都道府県といっても、都市部から山間部まで、都道府県によってはかなり広範な範囲をカバーしており、その都道府県の中でもどのような地域を重点的に対策するのか、ピンポイントで感染拡大地域をどのように同定していくのか、といった観点からの対策の必要がある。

無論、経済活動と感染症防止とのバランスの取り方については、地域によって産業構造や経済状況、労働移動の状況が異なることから、都道府県が主体となって、経済活動の程度をコントロールしていく必要がある。

(3) 情報の一元的把握とコミニケーションをどう図るか

今回のコロナ禍では、集まったデータをどのように効率的に収集し、分析し、フィードバックするかという流れにも大きな課題が残った。そもそも、感染者数を保健所がファックスで報告するという前時代的な方法に批判が集まったが、その次元に止まらず、国民の資産ともいうべき感染症情報、感染者のデータ、活用・分析し、幅広い知見を集約するという観点からの情報の活用の在り方には課題がある。またそうした客観的情報やエビデンスをもとに、国民と適切なコミニケーションを図り、その安心や安全を確保するというプロセスを明確に構築することが求められる。言うまでもなく、政策判断を的確に行い、国民の安全安心の感覚を醸成するには、専門的科学的知見に基づくとともに、判断基準の根拠を絶えず明確化することが重要である。また、専門家会議は、その役割や法的根拠が不明確であるとの批判も出た。結果として、政府や政治における専門的知見の軽視があるのではないかという不信も生んだ。情報の収集・分析・活用・説明の流れを再検証して、国民へのアカウンタビリティを担保するものでなければならない。

3. とるべき戦略

このような課題を踏まえつつ、以下の5つの戦略をもって公衆衛生にかかる体制の強靭化を進めることが必要である。

(1) 統合戦略

まず必要となるのは、臨床医療と公衆衛生の「統合」である。今回の危機を振り返れば、明確な公衆衛生インフラがないままに、現場の医療提供体制の踏ん張りによって危機を回避したという見方ができるのではないだろうか。わが国には他の欧米先進国と比べ、臨床医療が主たる医学教育の中心となり、人材も豊富にある一方、感染症等に対する社会防衛的観点からの公衆衛生人材の育成が不十分であった。また公衆衛生の観点から平時に活用されている保健医療提供システムをどう資源動員するかの指揮命令系統も不十分であった。これらを確立することが第一のポイントとなる。

そのためには、まず国家レベルで、感染症対応を安全保障の一環として明確に位置づける必要がある。多くの法律に分散して規定してあるルールを、整合的、一元的に執行するため、厚生労働省のみならず、新しい組織の整備も含め、ガバナンス体制強化の体制を再構築する必要がある。そのための財政的な手当に躊躇《ちゅうちょ》があってはならない。また、感染症に対する研究開発の体制の構築も急務である。官と民とが連携し、感染症健康危機への研究開発を強化する。その上で感染症発生時には、政策判断を行う中央政府や自治体に対し、適切な科学的助言を提供する機能を持つべきである。

また、政府と自治体の役割分担を整理すべきである。厚生労働大臣による都道府県知事等の保健所設置自治体に対する指示等の権限を付与すること、厚生労働大臣が都道府県知事等の実施すべき措置を代行できるようにすることなど、感染症を国家的危機と捉え、指揮命令系統を整え、公衆衛生の観点から、臨床医療を動員し、連携を深化させることが必要となる。また、検査に当たっては、国（厚生労働省、国立感染症研究所、都道府県等）と民間医療機関民間検査機関等の関係性が不明確なままである。これらが連携・統合しながら感染症対策に一致団結して当たれる体制が必要である。行政検査に加え、民間医療機関検査機関によるＰＣＲ検査等を積極的に活用できる柔軟な体制が必要となる。これに加え、大規模感染症流行時に指定医療機関のみで入院を要する患者に対応できないことも想定し、地域医療を担う医師の判断により一般の医療機関に入院した患者に対する公費負担や医療機関に対する支援措置を十分に行うべきである。

(2) 技術戦略

未知の感染症はその毒性や感染力治療法など随時知見が更新される性格を持つ。新たな感染症に対応する際には、柔軟に対応方針を更新すること、いわば「利口な朝令暮改《ちょうれいぼかい》」が重要である。なぜなら、ＰＣＲ検査抗原検査など検査自体にイノベーションが起こり、治療薬や治療法にも進歩が起こる。その技術の進展に応じた臨機応変な対処方針の策定が必要となる。

また、集約された情報やデータは、一定のタイムラグをもって活用されることが重要である。情報や検体の収集と管理については、法的根拠に基づき厚生労働省や感染研に集約すること、完全にデジタル化・オンライン化することが急務である。それは、国内対策に有効に活用されるのみならず、グローバルなデータコモンズの整備や活用に日本が貢献するためにも必要である。このためには国において必要な財政支援を行い、そのデータ収集・活用の果実が現場の医療従事者及び国民の感染症対策、予防に有効に活用されるという観点から推進されるべきである。

デジタル化技術によるイノベーションは、感染症対応の最中にも進む。その状況を常に分析、政策へ反映できる人材を育成するべきである。技術の進化に応じて、検査や治療等の物資を迅速にプロトタイプ化し、試行し、フィードバックを得て改善させるという取り組みが肝要である。デジタル活用に長《た》けた民間企業との連携を深め、産学官の連携において進めていくことが必要となる。そのためには、公衆衛生部門はもとより、デジタル人材、組織の整備を政府の責任において行っていくことが必要となる。

(3) 均衡戦略

今回のコロナ禍の対応において、感染症防止と経済活動の均衡（バランス）をどう取るかが大きな国民的議論となった。いわば、コロナの感染を最大限抑止するという〝部分解〟の正しさが、経済を回すという社会全体の〝全体解〟の正しさに直結しないところに感染症対策のジレンマがある。休業要請、それに伴う補償をどうするのか、憲法との関係を踏まえつつ、どう整理するのか等の論点も広く提起された。

こうした課題に対応するには、

① 都道府県よりきめの細かなエリアごとのピンポイントの対策を可能とする制度を準備する必要がある。例えば、都道府県知事の判断により、区域や期間を限定した営業停止や外出の制約をかけることができる仕組みの創設である。

② 地域ごとの感染状況の把握と対策のガバナンスを担うべき保健所の機能を強化する必要がある。前述したように、保健所の人材や知見は低下の傾向にあった。今後は感染症対策の一大拠点として、保健所を健康危機管理のプラットフォームとして位置づけ直し、そして強化を進めるとともに、地域の一般医療機関との連携を保健所が深められる体制を築くべきである。例えば、保健所、行政及び地域の一般医療機関の医師等からなる「地域公衆衛生管理機構」（仮称）といった体制を平時から準備すべきである。

③ 経済活動の自粛要請と営業補償との関係性について、法体系上の整理を明確に行うべきである。補償を行う場合にはその内容をあらかじめ設定し、予見可能性を担保することも重要である。このためには、必要な憲法改正の議論を含め、どこまで国家的になし得るのか、どこまで経済の自助努力によって賄うのか、その財源は国と自治体、もしくは社会保険方式によって賄うことができるのか。広範な議論を行うべきである。

④ 無症状者への宿泊施設や自宅等への隔離に際しての人的・物的支援を拡充する。無症状者

が隔離されることには、経済的、社会的なスティグマが存在している。経済活動の停止につながるほか、当事者の生計上も大きな影響を与える。隔離されることにより、差別偏見を受けるという問題も伴うことが少なくない。国家のため、社会防衛のために無症状者が隔離に応じることを社会的な文脈の中で正当化できるためだけの支援を行うことが肝要である。

(4) 連携戦略

感染症対策は多元的な主体が密接に連携して機能を補完し合い、情報をシェアし、実施することが不可欠である。感染症にかかるステークホルダーを明確にし、平時からその連携の進化を図っておくことが必要である。

① 地域医療を担う民間医療機関の役割の強化を図るべきである。保健所の関与がなくても、個々の医師の判断裁量において行う検査を広く活用すべきである。それに対して公費負担によるバックアップを行うことが必要である。

② かかりつけ医を軸とするプライマリーケアの体制を充実させ、活用させることが必要である。かかりつけ医を中心としたプライマリーケアの体制はわが国の傑出した財産である。感染症発生時に患者や住民の不安や疑問に対して一義的に応えるとともに、医師の判断で検査

や治療、必要な医療提供の経路に誘導し、患者に伴奏する機能としてのプライマリケアの体制を確立することが必要である。

③　民間企業との連携によるデータ解析、政策活用も重要である。政府でデータの収集分析活用までのプロセスを全て抱え込むのではなく、そうした分野に特性を持ち、データサイエンティストを抱える民間企業や研究機関との連携の方策を構築しておくべきである。

④　大規模な公衆衛生情報の公開ルールを策定し、嫌な情報提供体制を確立すべきである。感染症に関する情報を広く様々な主体が分析し、適時、政府や自治体に対して政策提言や協力の提案を行うことができる、すなわちオールジャパン体制を構築することが期待される。

⑤　政府当局からの国民に対するコミニケーションの機能を強化すべきである。今回のコロナ禍のように、政府からの情報公開、見解の表明に当たって、担当官であったり、大臣であったり、専門家であったりと、状況によって様々に変わることは国民の信頼を得るためにも適切ではない。危機管理を担う省庁もしくは厚生労働省において、コミニケーション担当部署を設置する。そのためには、適切な人材育成、あるいはリスクコミニケーションのプロフェッショナルを活用することが不可欠である。

⑥　産官学の連携により医薬品の研究開発を進めるべきである。そのためには関係機関、産官学の連携によるファンドの造成を視野に入れた体制を国家的に整備すべきである。

このような戦略は、中央政府を頂点とするトップダウンの観点とともに、現場の臨床医師、医療機関を守るボトムアップの観点とを融合することが肝要である。いたずらに、国家機構の肥大化、あるいは現場への権限委任の拡大の一辺倒によって対応すべきではない。両者のバランスをとりながら、他国の状況も参考としつつ、わが国独自の強固な強靭な体制を構築するべきである。

言うまでもなく、その際には、地域の医療機関によって担われている医療資源を十全に活用し、現場の医療従事者、医療機関を守る、ひいてはそれが地域の住民を守るという視点を最重要視すべきである。

また、「学習」するシステムとすることが大事である。常に技術や情報は変わっていく。その中で常にフィードバックを迅速に繰り返し、過去からの連続性に固執することなく、常に改善・進化を続けるシステムとして構築することが、感染症危機管理体制の要諦である。

4. 強い日本の医療と公衆衛生体制に向けて

今回の新型コロナを契機に、わが国の医療が国民の誇るべき資産であり、地域の医療機関は欠くことのできない、わが国国民の生命や財産を守る社会インフラであることが改めて強く証明された。質の高い医療提供体制、医療従事者の奮闘、フリーアクセス、国民皆保険制度のもたらす強さが、わが国の驚異的な感染者数死亡者数の低さを裏付けたとの見解も強い。

また国民全般においても、秩序ある行動感染防止への協力的態度、一種の諦観とも言うべき災害疫病に対する冷静な受容的な姿勢も相まって、世界に誇るべき水準で、感染症拡大の抑止ができたことはわが国民として、誇るべきことである。

しかしながら、安倍政権で強化された安全保障体制の機構の中に公衆衛生はまだ明確に位置づけられているとは言い難く、人的・財政的な資源の投入、ガバナンス体制の再編や必要な法体系の整備を含め、まだまだ取り組むべき課題は大きい。まさに、「公衆衛生強靭化」という統一的な理念のもと、国家的プロジェクトとして体制を強化すべきである。

ひいては、それが新たな感染症時代において、国際社会で日本がプレゼンスを高め、保健医療、公衆衛生大国となり、その力をソフトパワーとして活用し、国際社会で誇りある地位を構築するに当たっての大きな一歩となる。今回のコロナ禍をピンチとして受け止めるのみならず、わが国がさらに強い国家、感染症に対するレジリエンスの強い国家として飛躍するための契機としていかなければならない。

5. 新型コロナ共存時代の経済社会像

コロナ禍を契機に、世界中の国々は、新たな次元に社会経済を押し上げていくことに躍起となっている。それは単に「ニューノーマル」「新しい生活様式」といったミクロ的な適応戦略に止まるものではない。私たちの思考態度、生活哲学、企業倫理、ひいては統治構造に至るまで、社会の諸相の万般を変えていく大きな変化につながると認識している。

わが国が進むべき、新型コロナ共存時代の社会像については、様々な議論が今後も進められると考えるが、議論の嚆矢《こうし》として、以下のような視点を提案したい。基本となる根本姿勢は、「不確実性にストレスをためない強靭な社会経済づくり」である。私たちの棲む世界は、今後も、感染症のみならず、不断の環境変化に晒《さら》され、正解の存在しない、屈折点の多い局面に入っていく。それに応え得る社会づくりが、これからの国家を牽引する上では、極めて需要な使命となる。

(1)「新しい地方」と人間性への回帰

「新しい地方戦略」の策定が必要となる。これまでは、ともすれば、大都市への集積を基盤とし、弱者切り捨ての「経済合理性」に基づく都市像を中心としてきた。人材や投資の集積が「善」であり、「強さ」であるという社会から、健康・公衆衛生を基盤としつつ、教育・環境面で充実した、人材を育成し、資源を産み出す地方の再構築へ進む必要がある。それにより、今後もわが国において、経済的・社会的な分断が生じることを許容してはならない。

DX（デジタル・トランスフォーメーション）は、社会の相互信頼のためのインフラとして推進することが重要である。いわば「多様性を包み込むためのデジタル」という文脈によって、コロナ共存時代の「新しいフェアネス」を実現するツールとしてデジタルが生きてくる（例えば、真に必要な者への給付金やマスクや病床等の最適な資源管理など）。

ミクロで見れば、個人にとって、デジタルは「切実な道具」となり、また人生や生活の「伴走者」となる。高齢者や低所得者を含め、生活・経済状況の多様な国民のニーズを反映したマーケット・インの技術開発がより重要となる。また、非接触型経済（コンタクトレス・テック等）を媒介した新しいリアル（New Reality）の創出（面会、会食等）をいかに構築していくかは、わが国の会食文化や集会文化を守るためにも鍵となる。

同時に、「不確実性に強い変化対応力（ダイナミック・ケイパビリティ）」のためのデータ・デジタルという文脈も重視すべきである。官と民のあらゆる領域における、あらゆる計画は、より短期的・暫定的とならざるを得ない。そうした状況下で、レジリエントな社会経済を担保するためのデータ・デジタルという視点が重要となる。

これまでグローバルに浸透してきた「株主偏重型資本主義」から、あらゆる関係者の幸福（ウェルビーイング）や発展を促す「ステークホルダー型資本主義（社会貢献型資本主義）」への移行は必須の流れである。その意味では、「三方良し」を旨としてきたわが国の経済像、経営精神は世界の先端を行っていると言っても過言ではない。その観点でのわが国のリーダーシップの余地は大きい。

今後、感染症はもとより、災害にも見舞われる中で、改めて、人生観や世界観に変化が生じ、倫理性が高まり、小規模共同体での団結への志向が強まることが期待される。異なる業種や職業人が価値を共創し、「循環型経済」（持続的に共生できる）、「知足経済」（足るを知る）という切り口を共有することが重要となる。

従来からの「コスト」観にも一定の転換が生じる。平時には「コスト」として見られがちなものが、急時には「助け」となる（例：余裕を持った病床、人員、物資の備蓄等）ことが明らかとなった。このような余裕が「安心」につながる。

国民生活の基底をなす「命の経済」分野（ヘルスケア、公衆衛生、食糧、教育、研究、治安と安全、文化、情報などの分野）、バイオテクノロジーへのシフトが進む。小規模の資源やコストで起こすフルーガル・イノベーション（倹約的な革新）の余地も拡がるであろう。こうした産業分野の振興・発展により、公衆衛生面でのレジリエンス（強靭性）にも寄与する。

(2) 人間らしい（ヒューマンな）生活の再構築

これまでの過度にスピードと緊張を強いられる生活から、できる限り、ゆったり、ゆっくりした生活への意識の緩やかな変化も起きるだろう。「ゆったりすること」「接触しないこと」に関する新たな需要も一定程度生まれることが予想される（ディスタンス・エコノミー、オープンエアエコノミー）。

人々の意識の中には、多寡《たか》の違いこそあれ、脱・都市、脱・集積という変化が進み、いわゆる「大箱都市」の終焉《しゅうえん》がもたらされるとの見方もある。家族や個人としての生活空間の豊かさが復権するとともに、自然体で生きる持続可能なライフスタイル＝「新しい自由」を移住政策や観光に活かせるかどうか、この点において地域間の切磋琢磨《せっさたくま》が生じる。

「地域の再発見」も進むであろう。マイクロツーリズム、向・社会的行動の増加は、着実に進み、特に、若年世代の認識の変化のスピードは速いだろう。また、技術の進展により、移動自体が生活空間、職場空間となっていく（例：タクシー）ことも予想される。

また、ソーシャル・グッド（利他を軸にした理念、哲学、宗教の重要性）、包摂《ほうせつ》社会（格差をならす・支える、健全な民主主義を堅持していく）という観点が強化される。この点に、日本人が古来から持つ協調的な精神、秩序を重んじる観念が相まって、高いモラルを持った国家へとさらに変貌を遂げることが重要である。

日本的な「間合い」の社会（ほどよい距離感、付かず離れずの近所付き合い）を構築しながら、オンラインのみならず、会食文化などの五感を活かしたリアルな関係性をより一層味わい、愉しむ生活が拡がっていくことも予想される。リアルとデジタルの〝すり合わせ〟は、日本人のきめ細やかな感性と細かな工夫の巧みさによって、新たな生活や人間の関係の在り方の創出につながることが期待される。

総じて言えば、「生きる」の再発明が進む。つまり、人間は、経済合理性のもとでの歯車として労働力を捧げる存在ではなく、一人ひとりの生き方や価値観が先にあり、そのライフスタイルが相互に重なり合って、社会を構成する。そのために、個々人が「生きる」ことの働く意義、生きる意義、心のつながりを各個人が再構築することが重要となる。

(3)「日本型」を活かした世界でのリーダーシップ

ここまで、コロナ禍においても、奇跡的な低死亡率を達成したヘルスケアシステム、医療従業者の力を世界へ発信していく機会としなければならない。感染拡大防止に貢献した、日本ならではの手洗い習慣や衛生的なライフスタイルを世界に発信する価値は十分にある。

同時に、国策としての治療薬・ワクチン開発への重点的支援を進め、今後も繰り返し起こる可能性のある感染症等に対する機動的かつ地球規模での貢献ができる国力を蓄えることが必要である。

世界的な経済不況が訪れても、「生き残れる」経済大国としての日本の実力が再評価されるようにしなければならない。すなわち、企業の持つキャッシュと製造力は依然、相対的に有利な状況にあり、不況下での世界の企業の苦境を支援していく余力を持たなければならない。これにより、ブロック化経済を含めた自国優先主義へのアンチテーゼを日本として示していく。

有事に強い「日本型経営」は再評価・再構築される可能性があるかつてのケイレツ、雇用確保、ROE至上ではない経営理念をさらに進化させ、新たな経営モデルを世界に打ち出していく。

国際的なデータの共有・共創のための「データコモンズ」の確立により、途上国支援を日本が牽引することも期待したい。途上国の感染拡大を抑えない限り、新型コロナウイルスは度重なる波を起こす可能性がある。そのためには、先進国がデータを持ち寄って、途上国が対策を行うためのデータ基盤を構築することが必要である。

これらの新たな経済社会像は、今のわが国の在り様と守り、発展することで成し遂げられるもの、あるいは、自覚的な努力と跳躍によって初めて手に入れられるもの、など濃度は様々であろう。しかしながら、こうした未来を掲げながら、今回のコロナ禍が歴史上の〝悲劇〟ではなく、〝起点〟となり、新たな、力強くてしなやかなわが国の構築の礎石となって、国民生活の充実と安心を生み出し、日本が国際的に誇りある地位を占め続けるための挑戦であると銘記しなければならない。

刊行に寄せて

このたび、covid-19と命名された新型コロナウイルスの世界的流行により、私たちの日常が大きく様変わりしました。

かつて、世界中を震撼させたペストやスペイン風邪は、日本でも多くの方が命を落としましたが、covid-19も新型ウイルスによる感染症であり、初期段階では確かなる治療法もなく、感染された方への治療が尽くせなかったこと、また、お亡くなりになられた方とご遺族が最期のお別れもままならず、荼毘《だび》に付されたことも、ご遺族の深い悲しみはいかばかりかと察するにあまりあり、政治家として国民の命が守れなかったことに自責の念を覚えました。

しかし、その後、医療関係者皆様の情報共有や分析、不眠不休の治療により、日本では重症化率や死亡率が世界の研究機関が驚くほど低く抑えられており、医療関係者の皆様のご尽力に深く感謝申し上げる次第です。

新型コロナウイルスによる世界規模の感染拡大に接し、私は19世紀から20世紀にかけ「公衆衛生と都市計画」という国家の根幹をなす偉業を成し遂げた二人の偉人を思い出しました。

一人は、「医療は全て政治であり、政治とは大規模な医療にほかならない」という言葉を残した、ドイツの医師であり政治家であったルドルフ・ルートヴィヒ・カール・フィルヒョウ博士（Dr Rudolf Ludwig Karl Virchow）であり、そしてもう一人は、わが国の偉人、後藤新平博士です。後藤新平博士と言えば、東京市長時代に行った都市計画が有名ですが、官僚・医師としても公衆衛生の重要性から、感染症対策や保健衛生の普及に尽力されました。

とりわけ日清戦争終結後、ウイルスや細菌の流入を防ぐ為に検疫所を設置し、11万人とも言われた帰還将兵や船舶に対し徹底した検疫処置を施すことにより、ウイルスや細菌の国内への流入を防ぎ、国民の命を守ったことは誰もが知るところです。

検疫所は広島沖に設営された似島《にのしま》検疫所が最大規模ですが、当時、検疫については世界一を自負していたドイツ皇帝が「似島には負けた」と語っていたことや、当時たびたび国内で流行していたコレラの発症が激減したことからも、当時の公衆衛生対策が非常に優れていたことがわかります。

両者に共通していることは、公衆衛生を公共の中心に都市づくりを行い、医療と行政に対する深い知見を有し、政治にも手腕を発揮していたことでした。

私事ですが、私の最愛の母が大往生をとげてから30年の歳月が経ちました。

母は、今からちょうど百年前の大正9年（1920年）に医学の道を志し、当時、女性が医学を学べる唯一の東京女子医専（現東京女子医大）に入学をしました。

医師免許を取得した大正13年（1924年）、ふるさと和歌山で、岳父が開業していた内科医院で医師として働き、戦後は、御坊保健所と湯浅保健所で医師として81歳で退職するまで、公衆衛生の向上に力を注ぎ、地域医療に尽くして参りました。当時は、今のようにゲノム構造が解明されておらず、原因不明の病に対しては、迷信的要素も加わり、人々を恐怖のどん底に突き落とし苦しめてきました。

しかし、時代は移り、交通手段の発達と共に国境を越えた人の移動が容易になった今、ひとたび感染症が発生すると瞬《また》く間に世界中に拡がるという負の側面もあぶり出され、対策は政治の喫緊《きっきん》の課題となりました。今日再び公衆衛生の分野を再整備しなければならない事態に直面したことは、母の導きと思わざるを得ません。

母は、地域の人々の健康と命を守っておりましたが、私は、国民の命を守るという志を立て、政治の道に進ませていただきました。「命を守るもの」は、医療や医薬品だけではございません。
身体に例えると、国民の生命と財産を守るものは、身体となる「外交・防衛・治安」ですが、国土計画や都市計画による道路・港湾・河川・物流といったインフラ整備は循環器系、電力・通信は神経系、そして、生き延びるため、生き残るための医療体制や保健所システム、食養は免疫系インフラと言えましょう。

戦後、治水・上下水道の整備や住宅・トイレの改善により、私たちの生活環境はかなり改善されてきましたが、感染症に関しましては、抗生剤の効かない耐性菌の出現により、病院などでは一層の対策が求められておりますし、２００２年に初めて報告されたＳＡＲＳ（重症急性呼吸器症候群）も未だに有効な治療が確立されておらず、ウイルスとの戦いは続いております。
わが国は、ここ30年余り、地震、津波、火山噴火といった自然災害が続き、その対策に追われてきましたが、Ａｆｔｅｒコロナ・Ｗｉｔｈコロナ時代を見据え、防災・減災・国土強靭化と共に「公衆衛生」も「国のかたち」の基本におくべきと考えます。

私が推進してきた「国土強靭化」とは、国民が、それぞれの地域で健やかにいきいきと暮らせるような社会インフラ整備を目指しておりますが、これからはpublic healthやprimary health careへの投資を最重点とし、社会の在り方、日常生活の在り様まで含めた「公衆衛生・公衆免疫・公衆医療」という概念を加え、国民のhealth・wellness・well-beingを守りぬいていくことを究極の目標に掲げ、「国土強靭化」との両輪で、新たな「国のかたち」を構築して参りたいと思います。

二〇二〇年十月

自由民主党幹事長 衆議院議員 二階俊博

藤井聡（ふじい・さとし）

1968年生まれ。京都大学大学院工学研究科教授。

京都大学卒業。同大学助教授、東京工業大学教授などを経て、京都大学大学院教授。京都大学レジリエンス実践ユニット長、2012年〜18年まで安倍内閣・内閣官房参与を務める。専門は公共政策論。文部科学大臣表彰など受賞多数。

宮沢孝幸（みやざわ・たかゆき）

1964年生まれ。京都大学ウイルス・再生医科学研究所准教授。

東京大学卒業。同大学助手、大阪大学助手、帯広畜産大学准教授などを経て、京都大学ウイルス・再生医科学研究所准教授。同研究所ウイルス共進化分野主宰（ＰＩ）。京都大学レジリエンス実践ユニット、未来創成学国際研究ユニット、宇宙総合学研究ユニット構成メンバー。専門はウイルス学、公衆衛生学、分子進化学。獣医学会賞など受賞。

高野裕久（たかの・ひろひさ）

1958年生まれ。京都大学大学院地球環境学堂教授。

京都府立医科大学卒業。大学病院、市中病院において内科臨床に従事。国立環境研究所主任研究員、総合研究官、環境健康研究領域長、及び、筑波大学連携大学院教授を歴任後、京都大学大学院教授。京都大学地球環境学堂地球益学廊長。専門は環境医学、内科学、免疫・アレルギー学。

中村安秀（なかむら・やすひで）

1952年生まれ。甲南女子大学看護リハビリテーション学部教授。東京大学医学部卒業。小児科医。都立病院小児科、保健所勤務などを経験し、その後JICA専門家（インドネシア）、UNHCR（アフガン難民医療）など途上国の保健医療活動に取り組む。東京大学小児科講師、ハーバード大学公衆衛生大学院研究員、大阪大学大学院人間科学研究科教授などを経て、現在甲南女子大学教授・大阪大学名誉教授。日本WHO協会理事長、国際母子手帳委員会代表。

本庶佑（ほんじょ・たすく）

1942年生まれ。京都大学高等研究院副院長／特別教授・がん免疫総合研究センター長。京都大学医学部卒業、同大学院医学研究科博士課程修了、カーネギー研究所招聘研究員、アメリカ国立衛生研究所客員研究員、東京大学医学部助手、大阪大学医学部教授、京都大学医学部教授などを経て現職。専攻は分子免疫学。2018年ノーベル生理学医学賞受賞。

二階俊博（にかい・としひろ）

1939年生まれ。衆議院議員（和歌山3区）当選12回。自由民主党幹事長・自由民主党国土強靭化推進本部長、志帥会会長。中央大学法学部卒業後、和歌山県議会議員2期、1983年第37回衆議院議員総選挙に自民党公認で立候補し初当選。以降連続12回当選。運輸政務次官、運輸大臣兼北海道開発庁長官、経済産業大臣、自由民主党国会対策委員長、自由民主党総務会長、自由民主党選挙対策局長、衆議院予算委員長などを歴任。

公衆免疫 強靭化論 ～菅政権への提案～

■発行日　令和2年11月5日　初版第一刷発行
■編著　藤井聡・宮沢孝幸
■発行者　漆原亮太
■発行所　啓文社書房
〒160-0022　東京都新宿区新宿1-29-14　パレドール新宿7階
電話 03-6709-8872
■発売所　啓文社
■DTP　株式会社 三協美術
■印刷・製本　株式会社 光邦

ISBN 978-4-89992-074-8　C0030　Printed in Japan